U0233113

青少年心理治疗实录

银子 著

中国出版集团

中译出版社

图书在版编目（CIP）数据

　　青少年心理治疗实录 / 银子著 . -- 北京：中译出
版社 , 2024.4
　　ISBN 978-7-5001-7642-8

　　Ⅰ . ①青… Ⅱ . ①银… Ⅲ . ①青少年－精神障碍－诊
疗 Ⅳ . ① R749.94

　　中国国家版本馆 CIP 数据核字 (2023) 第 233418 号

青少年心理治疗实录
QING-SHAONIAN XINLI ZHILIAO SHILU

著　　　者：银　子
策划编辑：刘　钰
责任编辑：刘　钰　刘　畅
营销编辑：赵　铎　魏菲彤

出版发行：中译出版社
地　　址：北京市西城区新街口外大街 28 号普天德胜大厦主楼 4 层
电　　话：(010) 68002494（编辑部）
邮　　编：100088
电子邮箱：book@ctph.com.cn
网　　址：http://www.ctph.com.cn

印　　刷：中煤（北京）印务有限公司
经　　销：新华书店
规　　格：880 mm×1230 mm　1/32
印　　张：9.25
字　　数：200 千字
版　　次：2024 年 4 月第 1 版
印　　次：2024 年 4 月第 1 次印刷

ISBN 978-7-5001-7642-8　　　　　定价：69.00 元

前　言

为自己的健康负责，回归生命的鲜活

生命弥足珍贵，解读一个人的身心问题不能一蹴而就，少有相同的副本，必须要全息全科来考虑。我目睹无数病人因为信心、勇气和坚强得以康复和改变自己的生活——每个人，生而为人，应该挖掘乃至景仰人本有的康复力和生命力，我希望通过自己的笔触展示这些希望和光亮。

这是有关青少年心理疾病和治疗的故事，也是一本关于人的情绪、健康、疾病以及它们之间如何相互影响的书。本书为如何提高心理和身体健康水平，以及化解疾病提出了具体建议和努力方向。

通过个案治疗过程的细致描述，读者能够更全面地了解治疗本身，并且获得领悟，体会自救，收获健康，拥有力量。谁能真正为我们的健康把关？唯有自己！所以，我相信许多人在阅读本书后，会产生一些灵感，对书里的内容加以研究，并贯彻到自己的生活里，然后着手为生活重新做一些规划，无论是认知和锻炼方式，还是自我改变方案。当然，这些内容不是医治一切的灵丹妙药，但你可以将其当成求知路上了解生命的一小步。

个案的故事呈现，能够让大家更多地了解心身过程的神经生理机制，包括情绪如何引发心理疾病，心理的异常如何给身体带来更多的负累，无意识的精神状态如何切实影响着激素分泌、免疫系统和自主神经系统的生理运作。

长期沮丧、忧郁、愤怒、压抑等无法缓解的情绪压力，正是人体免疫系统最大的杀手——强烈的"绝望感"给了身体巨大的暗示，让它配合主人慢性"自杀"，一步步地做一些对自己不利的事情，如有违健康的生活方式和思想观念等。于是，我们功能优越的免疫系统逐渐溃守，自主神经系统出现紊乱。如果说身体像每个人拥有的国土，而"国土"已经失守，那"国君"就很难占据主导地位，你已经失去了"我"，失去了"自己"，需要——以正治国。

本书不仅和大家分享了本人专业知识和经验的个案实践，也解析了流行文化和现代化生活给孩子们的精神和心理带来的冲击，让人兴奋、让人畏惧，也让人迷茫，新时代、新环境往往正是孩子们失望感、挫折感、无助感和疲乏感的来源，但这是现代家庭和个人都要走过的旅程，父母需要把握好方向，帮助孩子健康成长，本书也提供了许多实用的方法：探索情绪，发现身体，增加控制感，自我觉察，敛神静心等。这些方法不仅用于治疗，还是预防疾病和心身保健的良好方式，对于大多数人是适用的，你自己就可以操练起来，让我们和孩子一起提高认识、开阔眼界、加深理解、共同行动。

这个世界上，硬邦邦的机器一代代升级，如同钢铁侠的版本一般迭代神速。然而，柔软的人心如何升级？过度现代化的社会是科学的奇迹，不断进化的大脑是人类的骄傲，但同时也是封锁和桎梏。发达的大脑透支着灵魂的能量，容易蜷缩起一颗焦虑的心。许多的现代病终归是种指引和警示：让人回归生命的鲜活，回归人的本质。

在这个注意力高度涣散的时代，如果你还能静下心来看我分享的文字，先给自己点个赞吧！

若没有今日的互联网，我们便可以安静地看书，安静地思考，然后安静地去认同、去向往、去行动……

到那时，当你阅读一本书，发现它从内容到制作都花了心思，突然就有了一种莫名的感动，有一种内心被呵护的感觉。希望本书能够让你有这种感觉！

导 论

在我的工作经验中，对于大部分青少年出现的心理问题和障碍，我不会率先给他们扣上某种疾患的大帽子，也不会给他们一个单纯的诊断病名做出定论，一般情况下，我会说："你的身体出了些问题，我们先来调整下。"身体本身就是心灵的物质化呈现，因为在诊疗中，我毫无例外地发现心理、精神的问题，总是伴随身体上的失衡、疼痛、紧张、过敏或僵硬等不适的感觉。所有这些生理问题，都要考虑作为治疗目标，只要身体上的感觉获得一些好转，个案会有更强烈的康复信心。

对于现在的个案来说，他们已经在网上浏览了很多自认为和自己疾病相关的信息。当我用专业的身份给了他既定的答案时，个案的严重焦虑、恐惧会把自己实实在在地放入疾病的框架，给自己徒增很多负面的想象，会更多地触发自己已经绷得很紧的情绪。当然，这并不意味着我对个案避重就轻，一切都以疗愈为目的，对于心理已经脆弱的病患，太多庞杂不确定的信息，都会增加其神经系统的疲劳，如同在他的大脑里塞满垃圾。

保守诊断和治疗

精神疾病不能依靠 CT、MRI、超声、生理生化等客观指标进行定性定量分析，有很多的客观检查结果，诊断主要依赖的是相对公认的症状学认定、训练有素的临床晤谈程序、相对量化的量表测查，依赖大夫的个人经验和责任心，然后医者根据职业经验，做出精神疾病性质、严重程度、自知力的具体诊断。人类每一个个体都十分复杂，医者个人经验无法放之四海而皆准，也难以重复和模仿，诊断疾病时一定要审慎和周全。

更何况对于青少年，青春期是一个人一生中最容易出现自我中心、思维偏倚、自我概念混乱、情绪波动、行为出格等类似心理病症症状的特殊时期，该阶段青少年面临心理发育与生理发育不协调一致的冲突，还要面对一系列新的人生课题，如性意识觉醒、学业压力、同伴压力。自我概念初步建立，外界压力陡增，容易使孩子出现心理上的易感性。有的人表现出轻微的情绪失调，如敏感多疑、焦虑紧张等；有的人表现出抑郁、焦虑等神经症症候，严重的会出现哭笑无常、自语、幻觉、妄想等精神病性症状。在诊疗上，不能忽视孩子青春期特定的发展任务，而要关注青春期心理发展危机，加大心理治疗的力度，解读出症状背后没有得到满足的心理需求。绝不能像对待成年患者那样，仅仅为了消除精神症状，频繁采用加大药量的方法。

对于精神疾病的药物治疗，国外也有很多批评的声音。批评者认为，抗精神类药物存在开药过量情况，说这些药物像"化学紧身衣"，只能用来抑制患者，而且必然带来医源性的伤害。甚至有美国学者揭露，美国精神病学协会定期发布的《精神科临床用药指南》（由美国精神病学界的领军人物编写），对医疗机构的日常用药有着巨大的影响力，而其中编写有关精神分裂症、双相情感障碍以及严重抑郁症等疾病的人中，有 90% 的人都与他们所推荐药物的制药企业之间有金钱往来。

但我想，除了以上所言，药物大行其道还和以下两点有关：一是医生常会面临患者或者其家人庭焦急的恳求（"医生，你快点儿想想办法"）；二是缺乏可替代的非药物治疗方案。

新的治疗向度

对于青少年，以药物为主的对抗性医疗方式，必然会给成长中的他们带来更多风险。我的观点是，对精神类的用药要慎重，谨防过度医疗，很多青少年并非有了抑郁情绪就是抑郁症，只有当症状影响到其生命活动，而且只有采取非药物手段治疗之后效果不显著，才可以考虑药物治疗。在临床上，我看见有些孩子并没有到需要用药的程度，也没有接触过其他治疗手段，却已经在服用药物，并产生了医源性伤害。孩子即使在服用药物期间，也必须积极配合心理治疗，因为药物本身并不会让患者变得成熟，或者性格和情绪变得更有弹性，或者人格和认知趋向健康完善。虽然药物激活了大脑的化学反应，能够在一定程度上缓解抑郁症状，但是药物并不能解决和改变患者心灵深处的冲突。

我并不是对药物治疗有偏见，而是现代科学衍生的医学其实有许多盲点，很难让人确信药物万能。我不反对在必要时使用药物治疗，但这不是第一选择。当然，给病人几个药片是相对简单的，在医疗实践中去探索非药物治疗则是复杂困难的，但这是有价值去努力的方向。

我一直在积极探索不药而愈或少药而愈的有效方式以及心身一体化治疗的有效途径，希望开启另一种治疗向度。

尽管"广义心身医学是医学发展的最佳模式"这个观点已经在世界范围内达成共识，但在有关心身问题的大量科研和临床研究著作中，并没有提出一套有效的运作模式和研究方法。心身医学的思想渊源久远，现代医学的心身观念在西方可追溯到古希腊时期，中国可追溯到先秦时期，同时古印度的传统医学中也包含着心身医学的观点。其实，无论在东方还是在西方，原始的医学都具有心身医学的性质，只是由于现代生物学的发展，西方医学体系走向了生物医学模式。在现实中，心身医学的发展正面临窘境，而生物、心理、社会医学模式的转换在临床医学实践中也没有切实实现。

跨学科整合应用

现代仪器无论如何精密准确，当精神意识变化时，也难以说明躯体内、细胞内、分子水平上的多层次变化。用神经过程，物理、化学变化来解释如此丰富和深奥的心理感受是十分困难的，我们无法看见生命现象的全貌，而且越强调实验越忽略体验，越强调技术可能越忽略灵魂。这些都使基于生物医学的西医临床医学前景莫测。

所幸，我们可以从博大精深、源远流长的传统医学吸取营养，寻求突破。

我以为中医学在发展心身医学、实现现代医学模式转换上展现出了自己的优势。中医学从先秦时期直至今日，始终贯穿着生物、心理、社会医学模式的思维方法。早在 2000 多年前，中医就已注意心理因素对人体健康和疾病及其转化过程的作用，其心身相关思想体现在"形神统一论""天人合一论""五脏情志论"及"心身并治论"等理论中。传统医学的"形神合一""天人相应""外感六淫""内伤七情"等理论触及的是广义心身医学范畴，所以心身医学走中西医结合的道路是科学综合化趋势的必然产物，顺应了现代科学的发展趋势。

虽然现阶段中医学在整体上不可能实现与西医学的理论统一，但在现代科学背景下，寻找传统中医与现代医学的有机交叉点，并以此交叉点为基点，努力扩展交叉点之后的空间，还是现实可行的。

我个人受益于中医专业背景，才能产生这种想法——将中医治疗方式跨学科地应用在心理治疗上，并应用于实践操作中，我师承中国中医科学院针灸医院原院长、国家级名老中医杨金洪老师，杨金洪老师医术传承自国医大师程莘农院士，是程院士的第三代传人，我的中医专业方向是中医针灸，注重人体经络穴位的功能研究，研究如何通过穴位调动人体的康复机制。

西方心理学精神分析治疗方法，是通过寻找在发病中具有重要意义的"事件"来清除早期记忆里的伤痕，其实人体的穴位和经络，也有记忆功能，也有同病机密切相关的过往时穴，尤其是五输穴和八脉交会穴。经络本身是有周期性的，而它们是能量信息的聚集点，它们会随着经络的应时，呈现出时间敏感性。这些穴位大多位于远端关节肘膝以下，是按照气的出入深浅、蓄位量变、运行速率等特点组成的体系，对时空变化最为敏感。患者对外界的应激就是一定时空结构下的变化，从而应时记录下了人体所受到的伤害或刺激。治疗时对应到时空周期相应的位段，对穴位进行刺激，就可以启动修复功能，消除病源和历史创伤。不同于精神分析的是，这种方法通常可获得心身同调的效验。这如同把伤痛可视化，找到身体上的原始痛点。

我将传统医学整合应用在心理和精神治疗中，创新性地跨学科融合在我个人的治疗中，尤其是传统医学中人的情志和疾病的关系研究、经络穴位的应用，正好填补了西医心身医学发展中的困境。传统医学对经络穴位及气机运行的理论，解释抑郁症等精神疾病的病理及相关治疗，临床效果也非常显著，同时，也使我更注重心理治疗非语言治疗中可实际操作的治疗方式的增加。当然，在整合治疗中，不仅是对经络穴位的应用，在后文也有一些详细的阐述，在此不再展开。

分系统分科治疗的特点，不利于将人体看成一个整体生命工程的宏观概念去防病治病，尤其是精神心理障碍的患者，在症状表现上本身就是一个整体的负面感受。社会大众也会慢慢建立这样的共识——"任何疾病的治疗都必须从生理、心理及社会三个层面着手"，这能让医者、患者以更宽广的角度共同使生命更健康。

破除疾病的"境"

心理学诊断上会把人的一些反常状态归为疾病，诊断只是为了便于治疗的开展，并非真理。我想，对于人生这个大话题来说，病症本身无关对错，又是境界的不同。而疾病所在的"境"是什么呢？你去看这个人，他所做的事和所过的日子都是四分五裂的，越活越不带劲，他又不知是哪里不对。所有的疾病都表达出患者对自己的不满意，对他人的不满意，对生活状态的不满意。

也就是说，在任何疾病这个事实发生之前，我们的意识心和负面情绪已经专注在其上有一段时间了，只是我们没有察觉。事实上，任何疾病都是我们把意识集中于一组扭曲生命力的信念和行动上造成的结果。因此患者首先要了解，不管自觉或不自觉，我们每分每秒都在运用意识的力量，创造自己的身体和生命的走向。正是我们走歪了却又钻牛角尖的"意志力"让身体从健康走向异常，而疾病最大的意义也正是在于：让病人重新审视自己如何使用意识之心。

我亲眼见证自己的个案，一个抑郁共病乳癌的病人在成功的复原过程中，不仅是身体在慢慢恢复，同时伴随着深刻的女性自觉。她重新思考身为女性的存在价值、在家庭中的定位，以及传统女性的游戏规则对自己是利是弊。而帮助她最多的是，她夺回了爱自己的权利。

要想被治疗，一个人就需要进入与过去不同的意识状态和生活状态，内心的自我才会真正觉醒。

要做到这一点并不容易，需要破除"习气"。但老旧的行为习惯、思维方式经常"阴魂不散"，要把你拉进泥沼吞噬，一再带你回到过去的老毛病，陷入慌乱中。假如你能斩除旧习性，创造出新的行为模式，就能改变你的感觉、行为与反应，和从前那个经常草率地对待自己，对待自己的生活、自己的身体甚至自己生命的人说再见，从而拥有"独立自我"。

打开"生机"

从童年时代起，我们的大脑和潜意识就一直在编定程序，为自己设定某种生活态度和处世原则。当我们生病以后，就要去觉察和反思这些程序，和我们的病症本身有着什么样的关联。如果我们想改变，却无从入手，就从以下说的"第三人"开始吧。

心理学有一个词——元认知。元认知，指的是不断地反问自己为什么在当时会产生那样的问题、说出那样的话或者做出那样的行为，就是对自己的"想法、做法"进行思考——何出此念？比如你在路上看到一个衣冠不整甚至有些邋遢的人，你可能会觉得这个人在生活中是个不注重生活品质的人，可能是一个从事体力劳动的人等，比如你看见对面的人和你说话的方式，会有被冒犯的感觉，再比如你明明讨厌对方，却在行为上刻意地讨好。

所有这些时候，你就应该再进一步问自己，为什么你会这么觉得？得出答案之后，继续追问，直到找到问题的根源。这也是摆脱惯常的直觉思维、降低心理敏感的一种方式，这就是主动跳出自己所在的局，在心里给自己设立一个第三人，从他的角度来审视自己当下的行为或者想法。利用"旁观者清"的思维方法。"识"先于一切物质实相而存在。

　　同样，当孩子出现一些偏差问题，当你察觉自己所在的境界有待提升，有效的方式依然是去查看我们的内部生活，而且记得用第三人视角，虽然这种查看大多数是不愉快的，但依然要尝试和自己对话，接受冲突，和平就是在冲突中打出来的。

　　我在此也感激个案主体们对我充满信任感，使我的治疗之路更为深化，让我带领他们进入更深刻的世界，充分调动他们自身参与治疗的积极性。只有不断激发他们自我拯救、自我疗愈的力量，才能取得理想的康复结果。我还帮助患者拓宽视野，使他们意识到其生命潜在的所有意义，让他们得以从新的角度看待和珍惜独特的生命个体，让思想的光芒照耀他们的身体。如果治疗不能给患者带来希望，就已经失去价值了。看病、看人，最后还是要看见生命的希望与光亮。

　　俗语说："灵机一动，计上心来。"如果能真正领悟透了这个"机"字，那么一个人的悟性就算是开了。老师教人，医生治病，其实就是在点拨你的这个"机"，让你的"机"打开。这个病机就是疾病发生 、发展、变化的最关键因素，也可以讲，病机一开，人的病状就会显现出来，人就进入了"病"的恶性循环当中。和病机相对的就是生机。生机一开，人就会进入康复这个良性循环当中。实际上，病机和生机是一个东西的两个方面，是一对阴阳——病机开了，生机就关了；而生机开了，病机也就自然开始关闭了。这就是辨证法。

　　任何治疗方法都是打开生机。

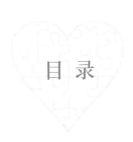

目 录

第一章　抑郁症

> 16岁的依依沉迷于网络，抵触学习，考试成绩直线下降，严重厌学并导致休学。她将自己封闭起来，不和父母交流，从早到晚上网聊天、逛论坛、打游戏，作息完全紊乱，并出现情绪障碍。

- ▶ 从心身的无序到有序：唤醒虚弱的身体，减弱躯体症状，中断大脑思维
- ▶ 发现抑郁的原始痛点：破积郁，疏通身体通道，去浊存清，排淤生新
- ▶ 开心窍通心脉：利用经络传导理论，循经而行，从而产生松弛感，排痰湿，释放消极情绪

第二章　焦虑症

广泛性焦虑

> 14 岁的鸣鸣在单亲家庭中成长，现在的她经常和妈妈、姥姥产生冲突，发生争吵，并严重厌学。她经常出现眩晕，对声音非常敏感，容易暴躁甚至歇斯底里。

考前焦虑

17 岁的晶晶，父母都是事业成功的高级知识分子，他们为女儿规划了"精英路线"，希望女儿按他们的期待成长。但晶晶出现了严重的考前焦虑，一到考场便无法集中注意力，出现耳鸣、手臂刺痛、手抖，甚至犯困，看不进考题也无法思考。

- ▶ 父亲在孩子的教养上长期缺席：自恋的父亲缺乏共情能力及同理心，感知不到孩子的情绪，孩子强大的自主性对他来说是一种冒犯和轻慢
- ▶ 安装情绪开关：关注孩子的情绪，激发其正面情绪体验，化解消极情绪
- ▶ 稳定心神，头脑清明：拉膀胱肌，开生机，让病机自然关闭

社交焦虑

18 岁的仁仁如愿以偿考上了一所"985"大学。在陌生的大学校园中，他极度恐惧——他不想和同学交往，不敢跟任何人接触，把自己封闭起来，最终因无法适应集体生活退了学。

- ▶ 爱，需要学习：父亲归位，通过父子连接，才能让孩子和这个世界连接起来，从家庭的父性功能中获得力量
- ▶ 学会断念，促进性健康：对于青少年的性教育，我们应该集中于生命力、创造力和爱
- ▶ 劳动才能成为男子汉：家务活意味着习惯、勤力、对家庭的责任心
- ▶ 安静的力量：安静是一种能力，可以善加利用

第三章　进食障碍

第四章　精神分裂症

海海从初三开始出现幻听，凭空听见有人在辱骂和蔑视自己，失眠，话少，上课时无法集中注意力，导致退学，同时不得不长期服用药物进行控制。现在的他神情呆滞、衣着邋遢、身体肥胖，依然有幻听并伴有肌肉刻板性抖动等症状。

第五章　双相情感障碍

个案实录：不想放手的妈妈　　

> 杨杨的父母在她 12 岁时离异，她和母亲生活。高一时，她因为人际和学业问题开始厌学，并和母亲发生严重冲突，直至辍学。之后母亲为她安排了工作，但经常对杨杨施行家暴，并监控她所有的行为。17 岁的杨杨出现了自伤及双相情感障碍的症状。

治疗记录　　

- ▶ 身体成为病痛的剧场：心理症状的躯体化就是心理冲突在身体上的表现，要直面疾病，认真倾听身体的诉求，放下对疾病的怒气和排斥
- ▶ 把脉脱敏：通过学习训练，强化—弱化—脱敏，从而将对正常刺激习得的过度敏感反应改变为正常反应
- ▶ 输入健康编码：通经活络，开窍泄热，在日常生活中悟出自己的生活规律与身体变化，感受其间细微的关联
- ▶ 转移生活目标：要把对物质的狂热追求，转移到她对健康和现实生活的目标上
- ▶ 找到新的生活方向：广泛阅读，打开自然科学的思维空间，把视野转向广袤的自然空间
- ▶ 让内在的"英雄"和"狗熊"和解：在自傲与自卑之间找到平衡点，了解自己的生命、情感和家庭史，建立起沟通的桥梁

疗愈课堂　　

- ▶ 了解双相情感障碍
- ▶ 躁狂发作时的表现
- ▶ 脑结构的异质性
- ▶ 针灸治疗促进脑细胞功能恢复
- ▶ 活化大脑的方法

第六章　网络成瘾

> 凡凡的父母在她小学三年级时便离开老家去北京打工，凡凡也成了留守儿童。之后，父母离异，16 岁的凡凡担心他们各自有了新生活后便不再关心她，于是情绪低落，整日沉迷于手机游戏之中。父母立即进行干涉和管教，但凡凡用离家出走等方式进行抵抗。亲子矛盾不断升级。

- ▶ 网瘾给孩子带来成长的新希望：父母在孩子出现问题后，从漠不关心到真正开始为孩子着急。孩子的行为成功引发了父母的焦虑，把控了父母的行动和情绪

- ▶ 开启新的生活状态：父母要为孩子出现的教养问题负责，承担家庭的责任，在不放弃追求幸福的同时，用耐心给予孩子稳定的关怀，帮助孩子觉察感受，并做出新的选择

- ▶ 偷钱买游戏道具源于情感幻灭："偷"的欲望不是对物质的欲望，而是对父母之爱的欲望。偷盗行为是孩子对情感幻灭的发泄，是不断寻找父母之爱的过程

- ▶ 订立家庭电子产品使用协议：在父母的帮助下，设定网络边界，制定上网规则，保护自身安全

- ▶ 练习太极拳，重置大脑：出拳发声就是在抒发内在情感，发泄情绪，激发阳气，长志气，激发积极愉快的精神体验

- ▶ 迎接新时代下的电子教养
- ▶ 不同年龄段的电子教养
- ▶ 网络沉迷的征兆
- ▶ 易成瘾人群
- ▶ 预防网瘾的重要阶段

第一章　抑郁症

个案实录：与自己和解

依依（16 岁）

依依是个早产儿，从小身体偏弱，心思比一般孩子细腻敏感很多。父亲是私营业主，母亲是教师。在小学阶段，父母通过托人找关系，让孩子提早一年入校学习。可是依依上小学出现了上学困难问题，每天在校门口，依依和妈妈都要上演拉锯战，她拽着妈妈的手不放，拒绝去教室，妈妈会气得打她几下。因为比同班同学年龄小，她偶尔会被大孩子欺负，成绩也跟不上，有时候上课听不懂，回家会急得哭，父母鼓励她要学会坚强。

三年级时，依依在学校捡到一个同学的电话手表，老师当着全班同学的面，让她把手表还给那个同学。依依对此事印象深刻，说她这辈子都不会原谅这个老师，因为老师的做法，似乎显得这手表是她偷来的。这件事虽然没有后续，但在依依的感觉里，同学们对她有了不良看法，都刻意提防她，她没有要好的伙伴。

为了让依依能够跟上学习进度，父母为她报了补习班。依依学习成绩有了很大的进步，而且学习的自觉性比较高，回家主动完成作业，再去玩别的，从而顺利地升入重点初中。

在中学阶段，依依和两个同学建立了友谊，偶尔会和母亲抱怨说，那两个同学之间的交往更亲密，甚过与自己的关系，认为她们有些悄悄话不告诉自己。但从表面上看，依依并没有在朋友面前表现出来一丝不满，反而是对两个朋友表现出更多讨好的行为，她会经常买书或者小零食送给她们……

依依说她不想去朋友，她希望自己是讨人喜欢的。

这个阶段她的成绩比较优秀，老师同学对她的印象是友好温和，但她的变化始于新冠疫情的出现。当居家学习开始上网课时，父母只能让依依使用平板电脑。在此之前她没怎么接触平板，父母对此严加管控，依依一直都是在紧张的学校环境里学习。突然在宽松的家庭环境里自己上网学习，还天天守着这个信息丰富的平板，这似乎在她面前打开了一个新天地，她也获得了比现实生活中更轻松的一些感受，比如打游戏认识了几个网友，闲聊时她不再那么敏感，不用担心自己的笑容是不是不够灿烂，是否让对方产生了不好的印象。不过时间一长，当有个聊得正欢的网友几天没出现在电脑前时，她就暗自琢磨是否在聊天时的哪句话，让网友对自己产生了反感的情绪。

有一天，老师对父母说："这孩子已经好几天没交作业了，而且上课被提问时，也从不回答问题。"家长这才发现她原来很久都没有好好上课了，上课时都是开着软件聊天和玩游戏，以及在看乱七八糟的网络小说。

父母最初发现这个情况时情绪激动很难自控，与依依发生了强烈的冲突，也说了很多难听鄙视的话。以前乖巧的依依，也开始顶嘴，并且把房门反锁，家里的门被踢坏了，平板电脑也被摔了。甚至在一次愈演愈烈的大冲突中，为了让她从平板前离开，父亲起初是推搡她几下，后来愤怒之下忍不住揍了她。

结果是，依依不仅开始抵触学习，而且有点儿破罐子破摔，日常生活中几乎无法正常与父母交流，一说话都是犟嘴。

父母在苦口婆心的劝说和控制不住的发怒之间不断地循环。

复课后，依依的考试成绩直线下降，成绩从班级前五滑落到中等。接下来的几次测验，她的成绩一次比一次差，初三期中考试时，她甚至不想考了，而且想在家学习——父母好话狠话说尽，她就是不愿意去学校学习了。

父亲说："你先去把期中考试考完，在家学习这事我们可以再议。"情急之下，依依哭着说："你不要逼我！"说完冲动地拿起洗衣液往嘴里倒。

父母感觉不对劲，带她去医院，结果她被诊断为抑郁症。医生给开了药，让她每天吃。父母上网查了药物的副作用后，暂时不让她吃药，但也不敢再打骂她，凡事先依着她的性子，并且去学校给她办了休学，直到中考。

可是这段时间，依依一个人在家自学的效果非常不好，她还是会偷偷上网聊天、逛论坛、打游戏，经常白天迷迷糊糊，到了晚上熬夜。依依每天作息紊乱，睡觉、吃饭这些基本的事，全是乱七八糟的，头发凌乱，面色晦暗。

一次，母亲半夜去依依房间，以为她肯定在房间疯狂地上网，却发现她只是躺在床上，瘫着、发呆，一脸麻木，平板放在床边。这把母亲吓坏了，哭着冲过去拼命推她："依依，你怎么了？！不要吓妈妈呀，你吓死我了！"

"没啥，你回去睡，我只是睡不着。"依依却出奇的平静，语气中甚至有点儿不耐烦。

父母很生气也很担心，可是除了妥协，他们不知道还能做些什么或者怎么做。

母亲特意给依依做了她小时候爱吃的菜。端上来，她已经不像从前那么兴奋或者大口地吃，反而是一脸嫌弃。母亲问她："你原来不是特爱吃这个菜吗？还说这是妈妈的味道！"

"切！妈妈的味道，过时了。"依依不以为然地说。

母亲气得摔了筷子。

到了中考，依依说她学习状态很差，脑袋一片空白，特别害怕考试。她完全不愿意参加这次考试。

依依说："我感觉身体很累，一点儿都不想动，连家门都不想出，更不想考试。"

父亲劝她坚持一下，考试结果如何都没关系。但她说，如果逼她去考试，就是逼她去死，说完拿起圆规在自己雪白细嫩的手上划出一道口子，迸出血珠子。

依依说："当时我觉得很对不起爸妈，他们为我花了那么多心血。可我真不想去考试，我害怕考场，而且没兴趣考试，考或不考又有什么区别呢？我和他们吵架时，似乎有另一种无法自控的意识，有什么东西堵到嗓子眼儿，脸部发麻，心跳加快，身体颤抖。我害怕极了，身体也乱极了，然后在手上划出血，世界似乎一下子就安静了，有种解脱感。"

后来，依依只能休学在家。

依依的母亲把工作辞了，想帮助依依重新振作，她却一点儿都不想出门。有一次母亲好不容易把依依劝下楼，说去外面吃饭，可是走到餐厅门口，依依又跑回了家。

依依说："我走到餐厅门口，看见里面有人，就不想进去了。"

有一次，母亲让依依陪着去买菜，从菜市场回来，依依放声大哭，问她原因也不说。

依依说："菜市场对我来说就是个讽刺，我觉得那些卖菜小贩都过得比我好，他们笑得那么灿烂。"

依依的母亲想着把亲戚的孩子叫来玩几天，认为和同龄孩子在一起玩，依依的心情会好点儿。依依的表姐、堂妹来了，依依看起来和她们没什么两样——一起看电视玩牌，一起讨论当下的明星，彬彬有礼也有笑容。但私下里依依却气愤地催着母亲赶紧让客人走，说自己快撑不住了，会崩溃的。

依依说："我不想让外人发现我的不正常，我会在他们面前装一装，不想让他们知道我的真实情况。"

在一次次试图修补与孩子的情感、一次次失败的尝试中，依依的母亲越来越沮丧，她明显地出现了情绪障碍。她一直接受不了孩子的成绩步步下滑，反复说："我承认她小时候我对她太严格，可她真的能做到而且做得很好！多乖的孩子，性格温和，从小就听话，我训练她起床后把被子叠成豆腐块，连扣扣子的顺序都是我教她，吃蛋都是我告诉她从哪头开始剥。她会主动承担家务，帮我做家务洗碗⋯⋯她只要努力学习就能考好，同学、老师也喜欢她⋯⋯"

与母亲不停地诉说、停留在回忆的旋涡中形成鲜明对比的是依依的父亲，他更多的时候只是默默地听，一言不发，脸上不带表情。

一个人的内在如何汹涌，才能在表面看起来如此平静？

依依的父亲有次单独陪孩子来做治疗时，一身的酒味，而且有点儿醉意。我说："你经常喝酒吗？"

"嗯，说实话，我原来不酗酒，疫情之后，厂子里的订单少了，员工工资都快发不出来了。疫情这一年，我的公司一直在亏损，只能想方设法维持正常运转。我每天都焦头烂额，真觉得自己撑不住了。"

我说："你必须戒酒，重新振作！我知道这很难，但你别无选择。"

治疗记录

从心身的无序到有序

有人会问，依依到底是网络依赖还是抑郁症？网络依赖只是表象和导火索而已，根本上还是抑郁为主。如她自己所说："我经常在晚上刷屏，最开始感觉有趣，但后来我并没有太大兴趣，拿着电脑都觉得累。往往是刷下屏，又放下，但放下我的脑子里又难受，干瞪眼做什么呢？我必须有点儿事打发下，于是又拿起来玩会儿，爬起来打会儿游戏。有时候，就算上了游戏也会发呆不玩儿，就一直挂着。"

随着信息网络的发展，许多青少年的心理障碍与网络依赖交织在一起，在专业诊断上有鉴别诊断，也有共病诊断。但即使是网络成瘾为主的症状表现，在治疗上依然是要针对成瘾背后的抑郁焦虑。

　　现在的青少年花很多时间上网或独处，因此想要从他们身上发现心理异常的蛛丝马迹更显不易。社交孤立的症状在多年前很容易看出来，比如在校车上一个人坐着，一个人上饭堂吃饭，看球时坐在最高的那一排椅子上，放学时一个人走……但现在的独行客变成网络社交状态下的常态，所以在行为征兆上更难分辨，父母只能多关注孩子的生活，提高警觉心。

　　像很多患有此症的病人一样，他们希望自己能睡着——"因为睡着的时候可以摆脱脑子里的想法，但偏偏睡着了也容易醒过来，我经常在半夜突然醒了，不知道为什么"。同时，在依依的感受中，她觉得自己的大脑里思绪混乱，堵得慌，所以试图用玩电脑来转移注意力。

　　糟糕的睡眠让依依失去生理应该有的节律和秩序，长期的不规律生活带来的恶性循环，导致身体和心理的压力不断增加。

　　对依依的治疗，我起初没有用太多的时间关注她的症状，或者试图厘清她过度敏感多疑的原因，或是对外界警惕带来的夸张的悲伤，以及对自己低到尘埃里的评价，或者听她倾诉所受到的伤害等，她的大脑已经疲惫不堪，暂时不需要任何语言、概念、评判、分析。我相信非语言治疗会比谈论她目前失败的人生好得多。

　　首要任务是唤醒她虚弱的身体，减弱躯体症状，中断大脑的思维。首诊时她面无表情，眼皮都懒得抬，说："我什么也不想说。"我说："嗯，为什么要说呢？你不用说什么，也不用做什么。"她纳闷地努力抬起眼皮呆呆地看我一眼，我继续说："如果觉得累，你可以闭上眼睛，当然也可以睁开眼，半睁半闭，选择你感觉舒适的坐姿……你可能听见我说话，也可能听见远处的车鸣声……请随意……你听或不听……都很好……"我直接带她进入了浅催眠去放松。

她偶尔在听我说，偶尔闭眼，偶尔睁眼，偶尔有点儿迷糊似睡非睡。我关注并领会她的呼吸，加以手势，创造出一些节奏，慢慢让她从混乱无序的呼吸节奏中走出，然后跟随我引导她的更规则的节奏走。我看着她那像被人一直揪着的脸在慢慢放松。

有序稳定的韵律，可以重建和整合受损的感知系统，这个感知系统涉及与自我及他人的内在协调性，就像健康的人在一起会产生情感的共鸣，从而感到分享的喜悦；或是和朋友们在一起玩耍，体会到的一种联结感和愉悦感。

依依却无法与他人联结，产生情绪情感的调和，产生一致性和协调性。她同样也感受不到与自我的联结，简单表现在日常生活的无序性，如睡觉与醒来，进食与消食，行动与休息等，更不用说她内在的身体知觉，她的感觉完全不受自我控制。

身体何其重要，它是我们精神、感知、意识、情绪的栖息之所，被摧残的身体如何能滋润和养护心神？

接下来的治疗中，我依然没有语言治疗，而是用做游戏的方式，引导依依去整理五官的感觉、平衡性以及改善她与自我身体的关系。这里有个指标很重要，就是心率变异性（HRV），这是测量自律神经系统的指标，这个系统通过交感神经和副交感神经两个分支调整身体功能，这个指标的变化意味着这两个系统是否平衡且关系亲密、配合良好。它们会同时影响我们的身体和大脑，如果没有达到心率的协调一致，即不良的HRV，将导致思维感觉的负面效果，带来躯体疾病和心理疾病，会对很小的压力反应过度，容易产生愤怒、抑郁和焦虑等情绪。

通过治疗去改善患者的 HRV，让他们的呼吸和心跳一致，最终达到一种"心率和谐"的状态。根据患者不同的情况，应用游戏方式、身体导引、呼吸控制等，调整呼吸的深度速度，在嘴、鼻或咽部都会产生不同效果，配合身体导引，将使僵硬的身体肌肉分布更均匀，改善他们的精神状态。

发现抑郁的原始痛点

当然在临床我发现，这个带领患者探索自己身体的过程并不容易，这是患者在"听自己身体说话"的过程，某些身体部位往往会触发他们创伤的经验感受，他们已经麻痹自我很长时间了，可身体从未忘记，身体的疼痛带出"自以为已经忽略却从未过去的往事"，而这又往往是疗伤的开始。因为长期以来，那些无法定位却长期纠缠他们的痛苦感受，在这个过程中得以被发现，在身体上长期积蓄的情绪痛点，把无形的心理障碍在肉体上有形化、外显化。每个长期被抑郁困扰的身体里，一定都会有这样的原始痛点。

在不同的身体部位储藏着不同的情感：通过放松身体部位的肌肉，能够让病态压抑的真实情感从心灵上浮现出来，如按摩背部会产生强烈的愤怒情绪；按摩下颚会释放出悲伤；按摩臀部会释放出性压抑；按摩肩膀则会倾诉无穷无尽的负担和责任；按摩胸部肌肉，被遗弃或忽略的感觉会出现。

身体储存着每个人的过往，也保存着痛苦和记忆，如同树疤树瘤记录着成长时在环境中受的伤，能量在那些地方盘旋，困住身体的同时，也困住了精神、思维和想法，需要疏散和化解，如同冰雪消融。我把这个过程定义为破积郁，疏通身体通道，去浊存清，排淤生新。

依依的身体痛点在胸膈处，除了应用常规对胸膈及背区的放松，更重要的是融合应用了中医的经络理论，通过形体动作的导引，牵引经络之气，而达到畅通气血、调理气机的作用。以膻中位置为中点，循环往复地打开前胸心窍，她的心窍慢慢开了，心脉也自然通了。心脉一通，百脉也畅通调达了。通过疏通前胸任脉，带动气血，同时为脑部提供更多血氧。大脑的新陈代谢旺盛对血液供应的依赖性很强，然而抑郁症病人的脑血流速度减慢，血黏度高，脑代谢有异常变化，这一点依依也有直接的感受，她总觉得脑子里堵得慌。这个治疗阶段，她在身体上有个转好标志，一年前不辞而别的例假又回到依依的体内，我告诉她，血的色是生命的颜色。

开心窍通心脉

以上开心窍通心脉的操作得益于我的中医专业背景，我师承中国中医科学院针灸医院原院长、国家级名老中医杨金洪老师，专业方向是中医针灸。之后，我将传统医学整合应用在心理和精神治疗中，开创性地跨学科融合在我个人的治疗中，尤其是传统医学中人的情志和疾病的关系研究、经络穴位的应用，正好填补了西医心身医学发展中的困境。因为西医一直有分系统分科治疗的特点，这样并不利于将人体看成一个整体生命工程的宏观概念去防病治病，尤其是精神心理障碍患者，在症状表现上，本身就是一个整体的负面感受。

传统医学以人体经络穴位及人体气机运行的理论，解释抑郁症的病理及相关治疗，临床效果也非常显著，也使我更注重非语言治疗中可实际操作的治疗方式的增加。

在这个开心窍的步骤中，对所有抑郁的人有一个非常有效的操作，是有序分层、强弱不同针对其体表皮肤进行刺激。其原理是，在早期胚胎发育过程中，受精卵先发育成囊胚，再由囊胚形成外、中、内3个胚层。外胚层主要形成表皮和感觉器官、神经系统。

大脑与皮肤一样，都是由外胚层发育而来。针对大脑的问题，可以从皮肤这个人体最大的器官进行一些操作，通过刺激皮肤，经由神经传导至大脑皮层，可以缓解血管紧张度，改善血液循环，并使感受系统产生一些愉悦和放松的感受。

皮肤不仅是包裹身体的一层器官，而且它是有意识的，它会感应外界刺激而做出不同反应。这是灵魂的开关，可以用来"破局"。抑郁的人很难开心，在对依依的治疗中，这是她第一次笑，不是她想笑，而是开心窍的过程中，皮肤的本能反应超出了依依的想象，她不由自主地咧了一下嘴，停住，意外地看我一眼。我调皮地逗了她一下："不许笑。"她知道我在开玩笑，被我一逗，干脆咧开嘴笑了。

皮肤与神经系统在发育上共源于胚胎外胚层，且二者共享几种激素、神经递质和受体，这决定了心理与皮肤在宏观和微观上存在多形式的、内在的器质性联系。当然，最关键的是，如何通过皮肤作用于神经系统，这不是单纯地触碰皮肤表层，需要更有效地利用经络传导理论，循经而行，作用于绷得很紧的神经系统，使患者产生松弛感，带领患者去体验从没体验过的治疗感受，才能产生有的放矢的效果。

经过以上疗程后，依依再来见我时，已经有开口谈谈的欲望。我知道她经过前面的治疗，已经有了一些承受力，便在言语中鼓励她释放自我的情绪，并在适当时候，加点儿刺激——一定要把握合适的机会去刺激，而不是因一味担心而害怕抑郁者进入痛苦的回忆，不敢让她情绪产生波动。当然这个"机"的把握很重要也很专业，不是一蹴而就的，不能为了刺激而刺激。我的目的是释放她的攻击性，依依开始边哭边骂，比如那个让她还手表的老师，埋怨在家里每一步行为都要被管束，自己从小像个木偶被母亲摆布，那个朋友吃着她送的蛋糕还悄悄说她坏话，自己讨好每个人有多累……这些内容都是表达她努力"做一个令人喜欢的人"的愤怒，无论如何，她不用担心，对我说出这些内容可能会被嫌弃，会不讨人喜欢或者被孤立。依依有一次边哭边说，情绪非常激动，她甚至大口大口哇哇呕吐，我说："吐吧，全吐出来。"

抑郁者一定有痰有浊湿郁在体内，能让她吐出来是件好事。呕吐和哭就是排痰湿，这些东西在体内会捣乱，湿性缠绵，而且一般非常难排出来，呕吐时有东西或者黏液吐出来会更好，这都是长期耗伤心神和精血后在体内积存下来的病理产物。这些痰浊，也对应了上面提及的医学实验发现的抑郁患者血黏度高、血流速度慢而没有代谢出的病理产物。

对于所有抑郁症患者，仅仅使其释放怒气并不一定有疗效。乍一看，这种现象似乎与下面这个观点相矛盾：抑郁本身往往是敌意的表现，而当抑郁症患者比较善于发泄自己的激情时，他便重新获得了能量与攻击性。但是，抑郁症患者体验到的愤怒之中，有一部分来自神经过敏：他们消沉的自尊心怂恿他们感到自己受人冷落，不管事实是否如此。他们所感到的伤害，除了有可能来自事实，还常常来源于他们对所发生事情的看法。

如果抑郁症拼命控制的怒气是由于受到伤害而产生的，不管这种伤害来自事实还是来自想象，能够表达这种愤怒的确会宣泄一些心理紧张，但这不能自动消除底层的抑郁。对于终生神经过敏，并一直紧紧地按捺心中强烈敌意的人格特点，仅凭发泄是不够的，这样会让他认为都是别人的错。对依依来说，能爆发怒气，表达出内心感情，还不足以完全改变她根深蒂固的心理模式，还要在爆发宣泄之后继续进行人格重建，产生对环境更好的适应性。

我们既无法要求每个人都照顾好自己的感受，也不可能让所有人都关照我们的感受——因为不同的层次、圈子里的成员，对同样一件事的感受和认识可以相去甚远，甚至完全相反。所以，我们要努力形成和发展自我照顾和关爱自己的能力。如果这种能力建设被忽视了，当我们面临这种处境的时候，当我们应对这种困难场景时，就会感到力不从心。很多时候，我们无法改变环境，需要积极去适应环境。

接下来的治疗目标是，教她如何爱护自己的身体，感受身体，教她在抑郁发作时如何控制自己，甚至教她如何"笑"（笑脸操作在后文提供），教她笑？那不是假笑吗，对，就是，如果能假笑成千上万次，就变成真的了，行为会反过来影响心情，依依不解地说："可我原来就会假笑，因为不想让别人知道我心里有多难受，怕别人看不起我，为什么还要教我学习假笑呢？"

"没错，此笑非彼笑，这里面最最关键的是，你原来只对别人假笑，我现在只让你对自己假笑。"

从前笑，是你对自己的压抑，现在则是对自己的鼓励。

当然，对于父母的治疗又是另外一个主题，这让他们能够重新迎接重新焕发生机的依依。在行为上如何应对和交流对孩子是有益的，这里面涉及对父母的个体治疗，以及三口之家的家庭治疗。治疗结束时，我建议依依找到一个与外界联系的手段，她想了下，说要去报一个学习班，她犹豫上古琴班还是古筝班。我直接建议古筝，明亮悦耳，当她全心投入时，外界不再重要，她不会再那么敏感，所有敏感都放在指端流淌的音符，气息与每个音符沟通，息息相关。

我们要相信：你能对悲剧敏感，就能对幸福敏感。

疗愈课堂

早发现早干预

不同年龄段的儿童，表达和体验抑郁的方式有所不同：婴儿的被动和迟缓，学龄前儿童的退缩、抵制和缠人，学龄儿童的好争辩、好斗和破坏行为，少年的懒散、漠然和无望感，都是早期抑郁的表现，有些孩子也许会经历抑郁在不同发展阶段的如上表现。而另一类儿童抑郁的发展阶段，是自始至终的压抑低沉和身体不适，特别恐惧分离或被遗弃，不像活活泼泼、富有朝气的孩子。

许多患者的父母很纳闷，认为孩子从前乖巧懂事，怎么到青春期就像变了一个人似的不可理喻？事实上任何在青春期出问题的孩子，在此之前就存在人格特点或者情绪、情感和行为上的问题，孩子早期也应该有蛛丝马迹，只是没有发生原则性或让人崩溃的问题，还能维持表面上的生活平静，容易让家长以为是短期因素导致的消极情绪，觉得这些情绪很快会消失，从而被我们忽略。其实不仅是普通的父母很难辨认出未成年人的抑郁，专业人士也有可能做出其他临床诊断，导致未成年人抑郁症未能引起足够重视。

一般在抑郁之前会有焦虑症状，依依在儿童时期就已经开始焦虑，比如上小学时的分离焦虑，不愿进教室。依依对当时的场景是有记忆的，她回忆起不想挣开妈妈的手，觉得胸口非常疼，特别想回家，只有回到家才觉得安全。从她记事开始，其实焦虑一直如影随形，她很容易感到紧张和害怕，身体莫名地失控，心跳加快、手心出汗而且胸部胃部有疼感。她一直以来被各种各样的忧虑包围着，甚至是一件莫名其妙的小事，比如外卖迟送来一会儿，她都想哭，控制不住对各种小事产生情绪，总觉得委屈。稍不顺心，就会被她理解为挫折、麻烦、不被理解等，也较容易产生他人有负于自己的想法。

从个案描述中可以看出，她从小对自我是有负面预设的："我并不讨人喜欢。"这种不良信念让她为人处事小心翼翼，努力维持在抑郁状态发作之前与朋友的交往和与父母的相处。一旦她认定自己微不足道，即使得到别人的认可，对自己的消极看法也不会改变。而且，只要在现实中出现一次失望的经历，这种负面的自我认知反而就合理化了。这种负面的生活经历可能是情感受挫失恋，学业成绩下降或者是失业失亲等，依依是因为学业挫折直接导致抑郁发作，在无法对学业下降这个客观现实做出理性解读之前，她已经全面崩溃。

依依的低水平自我认同，和与生俱来的敏感脆弱身体关系密切，也和父母的教养分不开。她父母的教养模式偏严厉刻板，大到学业成绩，小到穿衣服扣纽扣顺序这种小事，都有他们想要的程序，他们想把孩子培养成自己想要的"标准化孩子"——坚强优秀、严谨有条理。父母的教养管理，在依依看来是拒绝和严苛，被否定。敏感的孩子多半来自规矩多、要求严格的家庭，从小就有诸多条条框框约束，他们自然感受到各种达标的困难，很容易对自己产生失望情绪。

看见青春期抑郁警觉信号

以下是青春期抑郁警觉信号，并非说有其中的几个特点就有抑郁症，而是要对这些现象有所警觉。如果孩子处于这个阶段，就可以带他们咨询专业的心理咨询师或治疗师。

◎ 生活懒散，拖拖拉拉，扫眉奔眼。

◎ 总觉得很累，凡事嫌麻烦，容易有困难感。

◎ 不愿意或懒得与人说话，沉默少语，态度漠然。

◎ 非常情绪化，不耐烦，稍不顺心就发脾气，甚至会情绪失控。

◎ 只要受到点儿刺激就流泪、尖叫或扔东西。

◎ 有时很好斗，很难和别人相处，似乎讨厌周围所有的一切。

◎ 盲目地与父母或老师较量，故意做一些让别人发怒的事。

◎ 感觉无力甚至绝望。

◎ 情绪低沉，易有羞耻感，缺乏朝气，极度依附某人，有强烈的分离焦虑。

◎ 睡眠紊乱，容易惊醒，胃痛或头痛。

◎ 爱吃甜食，把饮料当水喝。

也许这些行为会让父母和老师觉得讨厌，但我们很难意识到这样的行为是孩子抑郁的信号，这是有抑郁障碍的未成年人回避痛苦和抑郁的一种手段。未成年人的抑郁不容易被发现和诊断为抑郁症，也不像成年人表现得那么明显，如成天唉声叹气，他们也不会总是独自在房间流泪哭泣。事实上，不少儿童或青少年表现得易激惹或言语冲动暴躁，这是相对成年人的抑郁而言更易出现的特征，学术界称之为隐匿性抑郁。与其说是隐匿，不如说是被忽视了，因为儿童抑郁常和其他显而易见的障碍，如品行障碍、学习障碍、分离焦虑障碍、注意缺陷 / 多动障碍等同时存在而易被混淆。

青春期是儿童成长的过渡期，是从儿童迈向成年人的转折阶段，积累的问题往往在这样的特殊阶段很难一笔带过，从而在敏感而脆弱的青少年身上全面爆发出来。如果一个人有潜伏的心理问题，则迟早需要面对。那么到底是在他年少时还是他年近中年时，在哪个阶段处理问题压力更小呢？答案显而易见，发展滞后的成年人将无奈地面对更多的人生课题时，其治疗难度及对关心他的人的心理承受力将是更大的挑战。如果未成年人的抑郁没有经过治疗，则很有可能迈入下一个抑郁阶段，即便他结婚生子，一旦遭遇现实的困境或刺激，他的生活将可预见地被破坏。我们都期待有相对完整的人生，那就尽早考虑尽早干预，勇敢面对抑郁才是上上策。

关注抑郁患者的行为，使他保持活跃

转换关注的角度

如果你有抑郁的家人，出于对他们的关心，你都会尝试着使他们感觉好起来，但不要试图用聊天的方式，因为聊天不可能把真正的抑郁患者拖出情绪糟糕的泥潭，倒是你要小心别被他把你自己卷进抑郁。你说的任何正面的信息，他都能站在你的对立面，找出推翻你的证据，只是为了证明自己很糟糕。

比如你说他有好工作、有关心他的朋友，他会说他太胖太丑了，找不到女朋友；你说他身材不错，不胖也不丑，他会认为你可能天生喜欢胖人。如果你鼓励建议他："这么做是为你好，不是为了我。"他会把这句话作为一种暗示，认为你也打算放弃他，讨厌他了。

而且在他们悲伤情绪强烈爆发的时候，我们只能敞开胸怀去接受他们的悲伤。我们总想对痛苦的人做些反应，让他们停下来，做些事情让他们感觉好起来。对方在号啕大哭，你很难静坐一旁，你能为他提供的是，控制自己的不快和想哭的心情，并接受他的痛苦。

所以，不要关注抑郁患者的感觉，你不可能使他的感觉好起来，而要去关注如何使他保持活跃，这很难，但还是有可能的。少去留意他的感觉，多去关注他的行为。

是否服用药物

经过医生诊断需要用抗抑郁药的，不要抵触药物。药物不能完全治愈疾病，但能让患者感觉好一些，由此才能使患者行动起来，做让他们感觉好的事情。有些人担心抗抑郁药的副作用，如嗜睡、口干、体重增加，如果这些药物能有效改善你的情绪，那么就需要容忍副作用，两害相权从其轻，有些类型的抑郁症如果没有药物的帮助是很难恢复的。

不过，对于抑郁症用药要慎重，谨防过度医疗，不是出现了抑郁情绪就是抑郁症。只有当症状影响到生命活动，而且采取非药物手段治疗之后效果不显著，才考虑使用药物。在临床上，我看见有些孩子并没有到需要用药的程度，也没有接触过其他治疗手段，却已经服用了药物，这同样会产生医源性伤害。即使在服用药物期间，也必须积极配合心理治疗，因为药物本身并不会让患者变得成熟，也不能让他的性格和情绪变得更有弹性，人格和认知趋向健康完善。虽然药物激活了大脑的化学反应，缓解了抑郁症状，但是它不能解决和改变患者心灵深处的冲突。

平衡身心，学会取舍

在真人秀、互联网、移动电话大行其道的年代，在自由主义、广告至上、科技主义、消费主义、拜金主义各种泛滥的思潮里，我们和社会的关系也和从前大不相同。

这些新时代的潮流像一个庞大的催眠局，抢占人的意识，引导人的意识，甚至绑架人的意识。每个人置身其中，不容思考地被裹挟，产生烦恼焦虑或者心神不宁，青少年的心理问题也越来越凸显。这不完全是由父母情感的滋养不够，或者家庭关系的危机导致的，实际上家庭关系的危机中往往蕴含着社会对我们的要求。这些潮流主义带来的价值取向深深地影响我们的意识和行为，我们也在努力适应和达成社会文化所带来的期待，铺天盖地的各类信息，也挑动、加深和放纵了人的各种欲望。

抑郁症是个人在寻求认可、追求自身生命满意度的过程中一种受挫的体验，它正在不断被世俗化的物欲价值观激发出来，它是我们这一时代的危机。现代人所谓的焦虑抑郁、压力大，无非是欲望太多，而自己即使想清心寡欲一些，也会因为家庭、社会，被裹挟着去追逐钱、权、利。生活在一个集体中，很少有人能独善其身。当外部竞争太过激烈，"卷"不动的人就会把能量回撤，不想再折腾。如果真的是清心寡欲的回撤是不会抑郁的，如果是害怕接受可能会出现的失败，先主动放弃，那么内心则会产生更大的冲突，会对自己更不满意——因为你是"怕"了，而不是"看清"了。很多人讲自己"佛系"，那是假佛系，真佛系门槛很高的，是经历、体验、放下；是那种享尽荣华富贵、历尽千帆的顿悟，放下锦衣玉食，转而生发出对众生的慈悲心。什么都没经历就谈放下，很可能是臆想。

不少人不能理解为什么富人也会抑郁。无论穷富，所有人都有欲望，只是欲望的起点终点不一样而已。另外一点是，如果人富有之后肆意玩乐，则会陷入更危险的精神困境。玩的时间长了会有极致的倦怠感，对人的精神生命是种耗散，专业上来说就是多巴胺的耗竭。越是富有越能谨言慎行、克己复礼，才越发显得尊贵有制、行事有度。

还有一些富有家庭的孩子抑郁焦虑，并不是因为欲望太多，而是失去欲望，因为被过度满足的生活，远远超越了世俗标准。他们没有通过自身的努力却能挥霍和占有，反而显得自己丝毫没有价值，而且炫耀的每分钱都不是自己挣来的。更重要的是，在能力超强的父母面前，孩子的自尊感同样很难获得表达。太优秀的父母，孩子压力也大，他们无论如何都要被父母压一头。古话说"长江后浪推前浪"是有道理的，当后浪被前浪拍在沙滩上，后浪真的显得微不足道，可见富足的家庭反而造成了孩子的渺小。

更糟糕的是，这样的孩子对未来也丧失了奋斗的动力，在物质现实标准的绝对财富面前，学业努力、事业努力的志向都变得毫无意义："别人从小拼搏想要的这些，我都有了，还努力什么？努力又是多么难的一件事！"

我们都知道，"努力"这事本身是反人性的，这些孩子需要多么严谨的家教，才有动力在物质满足的家庭里去发奋图强？他们也很难理解超越物质的精神财富，理解"学习"本身不仅是谋生，也是获得一种自我肯定的方式和生命满足感的重要来源。对于未成年人，这个阶段类似于整个生命历程的春天，是生发阶段。但孩子偏偏感觉自己收获满满，啥都不缺，像已经处于秋天的收获季，秋天的肃杀金气把这本该属于春日的少阳之气、生命向上之机扼杀了。

社会环境的变异，中国从过去的农业社会走向忙碌的商业社会，从纯朴走向繁华。在急速的社会变迁中，许多人都感到茫茫然。为什么物质上的成功似乎并没有带来应有的满足和幸福，焦虑反而像野火一样蔓延开来？为什么科技蓬勃发展，各类机器的发明，让人摆脱了繁重的家务，却没有让我们的身体变得更健康，反而四体不勤，带来了更多的睡眠问题和心理问题？互联网的发展、五花八门的信息洪流，一直在为抑郁焦虑的集体意识形成推波助澜。

社会上抑郁的人在增加，当越来越多的人心里都是这么"空"着，便形成了一种普遍的虚无。挣钱本身不会产生痛苦，但一个人把自己的生命完全交给这些外在的执着，他便和内心的精神满足背道而驰。有意义的生活必然不只是积聚财物，照顾心灵和身体以及自己的家庭在现代社会显得更有意义，真正的家不只是汽车旅馆、饭厅等打发晚上时间的地方而已。抗抑郁药物不能解决根本问题。就像所有植物都会朝着光一样，我们也需要爱和友谊之光，否则会陷进焦虑和抑郁。人类最渴求的不仅是事业有成，更是情感温暖，与他人心灵相连。人的进化让我们在构造上对情感敏锐并充满渴求，过于忙碌和向外追求的心，如何让爱和温情得到滋养呢？在人机一体化的时代，人类的灵性和精神成长还有没有通道？如果说，这些问题成年人都没有答案，孩子们只能说："我太难了！"

无论穷或富，无论被竞争的外部世界搞得筋疲力尽，还是在外在资源上利益丰厚、拥有太多，匮乏和占有太多，都是偏颇——一种是求而不得，一种得亦何欢。平衡为好，要在心态上和物质精神上有所取舍。

男孩与女孩区别对待

个案中的依依在小时候，曾经因为搭积木搭到一半，一不小心全倒了而号啕大哭。母亲不耐烦地对她说："你还好意思哭！我之前就告诉过你应该怎么摆积木才不会倒，重搭一次！"

当儿童处于负面情绪时，父母对儿童情绪做出的支持性或非支持性的行为，会直接影响儿童成年后的情绪应对能力。

他人对自己情绪的评价在一个人的一生中都是非常重要的，这一点在生命早期体现得尤为明显。当父母对儿童的消极情绪表达出认可和支持性的反应时，儿童会更为恰当地处理自己的情绪，并习得更有建设性的情绪调节策略。相反，当父母责备、批评或轻视儿童的消极情绪，由此出现的结果是儿童表现得更加消极。父母对孩子的批评、严厉的态度会增加孩子在情绪调节时所面临的压力。当孩子处于负面情绪以及被父母指责的双重压力之下，父母与孩子之间的关系同时也被破坏了。

尤其是对女孩的养育，首先对女孩要有"护"着的想法，养护更需细致。这不是指袒护或者护短，使孩子任性，而是先要包容她的情绪，把她的情绪接纳过来。这种"护"主要是护着"血"，莫使血伤。女子以血为本，尤其在青春期，女孩子开始发育了，例假如期而至，更应以养血为本。脏腑血虚血燥血瘀失调，更易出现情志上的异常。而肝为血脏，为藏血脏器，具有调节全身血液以及疏调气机、流畅气血、疏泄经络的功能，故肝气条达则脏腑安和、气血和平。肝气如同春天的树木，喜欢生发伸展。过度的压抑、思虑太多、心事太多，都不利于"血"的养护，伤了血则是伤了根本；同时孩子性情上也更不易开朗，更易躁动。

当孩子在一脸沮丧、心情糟糕时，对于女孩，应当先进行抚慰，等她冷静下来，再去讲理和分析。要把女孩的注意力从有潜在抑郁或哭闹的刺激上转移开来，引导她解决问题，提供一条有益的思路，从而习得对消极情绪体验的解释和应对之道。

女孩心思偏多，这些心思要破一破，女孩才会舒服。太多的心思堆积了，就容易在心里产生心结，生成情绪障碍。这需要父母对其情绪进行安慰，以及让孩子进行适度且有节奏的运动，如跳绳等。

但是，对男孩子尤其不能先护着，要让男孩子先冷静下来，分析问题、尝试解决问题，积极思考之后再护着去理解和安慰他。如果凡事先护着，则恐其阳刚之气不足。男孩的重点是不能伤了肾精，尤其是现在的网络时代，各类性刺激信息，都在忙着把小孩催熟，稍不留神网络色情，可能一夜之间，猝不及防，孩子就长大了。男孩需要偏大运动量的锻炼活动，要把他多出来的欲火用汗水消掉，否则伤精太多则败了"志"，容易颓痿，提不起精气神。肾藏志，肾气蕴含着可贵的创造力，既可下行到肉体创造生命，也可上行至灵魂创造志向力。这时候就一定要让父亲起到关键作用，创造机会带孩子多做运动，而且一定要运动到发汗，这样青春期的生理诉求和心理压抑都会得到非常好的排解。

青春期叛逆，很大一部分是生理问题引起的心理问题，男孩子的欲望和冲动，以及女孩子的心思和敏感，都需要得到化解。

睡眠是学习与情绪的开关

对于青少年来说，睡眠就像呼吸和进食，是必需品，是维持身体健康和情绪稳定的重要因素。晚上的一夜安眠，下午的小睡片刻，一天当中短时的安静，都是可让学习转化为长期记忆的重要因素，强化记忆主要发生在睡眠周期的慢波睡眠及快速动眼睡眠（REM）。

遗憾的是，现在青少年的睡眠时间普遍推后，晚上有许多让青少年迟迟不想睡的事情。大约从青春期早期开始，每天能在 10 点之前入睡的孩子极少，繁忙的都市环境会增加孩子们在注意力上的负担，耗损大脑的精力。

睡眠品质低的青少年，更容易吃油炸食品、甜食，喝更多的汽水和含咖啡因的饮料，体能活动的时间也较少，且花更多的时间使用电子屏幕。建议这些孩子在睡前一小时不要使用电子屏幕，这些电子刺激会抑制助眠的褪黑激素的产生。无奈的是，对于现在的孩子来说，要努力平衡和控制所谓科技进步带来的影响，的确要耗费更多的意志力。另外，床只能用来睡觉，避免养成在床上吃东西、看电视，甚至做功课这样的行为习惯，从而减少入眠困难。

自我疗愈的妙招

修心修面

教育要去培育人的精神长相。家长和教师的使命就是让孩子逐步对自己的精神长相负责任，去掉可能沾染的各种污秽，培育孩子身上的精神"种子"，让他们可以自由呼吸，扬眉吐气。

常有人说 30 岁之后的模样由自己决定，不再是父母给的，因为走出青春年代后的脸，看的是"神"，这个神则是来自心相。就像有的娱乐明星刚入行时好看，面部周正，后来在娱乐圈这个江湖摸爬滚打时间长了，变成一脸凶相或者一脸疲态，因为这张脸上写满了人生经历、个人心性。然而，五官平凡的普通人，若注重修心，慢慢脸上也会修来不一样的神采，这就是由简单的"形"慢慢演化出生动的"神"来。

相由心生，身体动作及面部表情会引动情绪。身体四肢的运用往往会决定我们对于各种事物的不同感受，即使是脸部极小的表情变化，或一个不为人察觉的小动作，都会影响到我们的感受，使我们产生不同的想法和做法，最终造成了我们生活的变化。

在此，我们不妨做个小练习，看看外在的"相"对我们的感受有多大影响。先假装你是个严肃且呆板的乐团指挥，手臂一前一后地晃动着，做这个动作时要很慢很慢，千万不可用劲，同时脸部做出十分困倦厌烦的样子。这时你有什么样的感觉呢？好了，现在我们换另外一种动作，请把你双掌用力地合拍两下，脸上堆满极为高兴的笑容，并且大声地喊出能鼓舞士气的叫声。这时，你的感觉是不是一下子便跟先前不一样了呢？的确，当你快速地做出一些动作，借着身体、声音、面容，你的感觉便会很快地改变。

我们每一种感觉或情绪，都会在身体上形成一种固定的模式和形态，这些形态包括姿势、呼吸、动作、面部表情等，特别是当一个人负面情绪程度很深时，这些外在形态特别明显。如抑郁症严重发作的人，躯体化症状严重，他们有时无法进行正常活动，手机都拿不动，只能躺在床上，早上都没力气睁开眼睛，感觉身体非常沉重，对所有的事情都失去了兴趣，特别疲乏，连吃饭都是一项特别艰难的任务，更不用说做饭，单纯地用筷子把饭送到嘴里对他们来说都是一件难事。这就是精神崩溃，他们没有行动意愿，急需改变"体""形""神"，来获得新的生命张力。

一旦知道情绪呈现的形态时，当你想改变某种不想要的情绪，便可立即借着外相的改变而得到想要的情绪。这说起来似乎很简单，然而绝大多数人的形态表情只有常用的数种，并且常常不期然地在生活中呈现出固定的脸部表情和身体姿态。

当我们脸上的肌肉习惯了呈现出沮丧、乏味和无奈的表情，那么它们便会不时地以这些负面的牵动方式，控制着我们的情绪和状态。这还只是面部而已，若要包括身体和四肢，那么其影响之大就更难以估计了。

如果你一直使自己的"外相"处在低落的状态，如习惯性嘴角下撇、眉头紧缩、脸部紧张、眼神游移，走起路来双腿仿佛有千斤之重似的，你就真会觉得自己情绪甚差。那么，你要怎么改变呢？如果你真希望改变自己的人生状态，可以先从训练自己的脸部肌肉开始。这种脸部肌肉的有意识训练，不仅能帮助我们不受控于惯常的情绪反应，而且会反向促进情绪的平静安定，使人变得更好看，因为脸部肌肉会处于一种更平衡、饱满放松、略带笑意的状态。

具体方法

1. 敛神：上下牙紧扣（因为牙一咬，人的输出神经就受到抑制了，思维比较不容易散乱。情绪不良的人，都是把心往外放，对外界的每个小信息都会产生负面的感受，要让思维回到自己体内）。

2. 提气：嘴巴微张，嘴角向上牵动上扬（起初不容易做到的人，可以借助手指，两边上推），带动两边颧肌略鼓起，脸部中央肌肉自动上移。

3. 展慧中：放松内眼角，舒展眉头，想象眉毛往两边开。气开了，眉展了，嘴笑了，心就开了。展开眉头，露出意窍——这个地方是我们脸部的意识门户，想象人的意念意识是从这里出出入入，人的七情六欲等从这里来来回回。眉开眼笑，意窍分明，方得自在自然。为什么叫慧中，就是智慧的中庸之道，要让情绪"引而不发谓之和，发而皆中谓之节"。要"和"、要"节"，就是不走极端情绪，符合中庸之道，这才是聪明人。

以上这面部肌肉的三部曲训练，不妨在随后的时间里，一个星期里至少每天两次、每次练习几分钟。对着镜子做以上练习，牢固掌握以后，随时可以练习。只要你做得够勤快，这个动作便能和你的神经系统搭上线，进而形成一条神经渠道，习惯成自然，使你养成习惯性的放松。试试看，这个方法将带给你很多乐趣，心态和容貌都靠修，时间拉长一点儿，你会看见自己的变化。

重建细胞记忆

找到一款自己喜爱的精油香味，随身携带，在情绪波动时或空闲时嗅。嗅时将两掌交叉相握，鼻子凑近，专注气味，此时肩膀从僵硬到落下，想象香气进入身体每个细胞。当神经细胞接受刺激之后，会以一连串的动作来回应，这是动作电位（action potential）。实际上这是一种电子信号的传导，会以接力的方式继续传给其他细胞，如同细胞相互之间的共振。每当我们看见红色，闻到香味，牵动肌肉，或是记住某个人的名字，动作电位一直在产生，而通过嗅觉产生的感受比其他感官更有特别之处，因为我们其他感官，如眼或耳，接收到的外界信息都是先送到脑皮层，在那儿处理感知到的信息。但是嗅觉的情况比较特殊，嗅球神经能绕过脑皮质，像有直通车直接送至人脑的杏仁核，这个地方控制情感、情绪及与抑郁焦虑等相关功能，从鼻到脑的快速通道无疑能更快地影响大脑，而且是影响大脑的潜意识，因为它没有经过脑皮质的分析，在我们还有意识参与处理信息之前，身体已经做出反应。

香味气息将由嗅神经细胞带入，与身体其他细胞一起振动，建立放松的记忆，并固定下来这种感受，产生一种情感联系，闻一下足以令人放松。

诵读古文调和阴阳

现代生活流行速食式文化，就像吃了一堆快餐，饱了但是没有营养。今天也流行快节奏的生活，短平快的短视频更是让人心跳加快。抑郁有时仿佛是一种对现实生活的反抗，它逼得我们慢下来，偶尔的情绪低落反而对人是一种保护。

在慢生活里，我们可以有很多生活方式选择，来释放快节奏生活给我们的神经系统和情感带来的压力，比如说古文诵读。很多古文，即使读不懂也没有关系，只要读过去，慢慢你就能体会到其中的妙处，体会到经典文化具有的大智慧和大通达。

每一种文体，自有其应在的境界。今天的作品再也无法拥有那种古风古韵，现代人永远达不到诗经那样的古典美学境界，也写不出来唐诗宋词的雅致境界。古人行文造字，讲究节律韵致，词的节奏，合乎人体韵律，合乎天地的气息。唐诗圆润无方、浑然如丹，天然就是修炼人的境界。而古老的《诗经》，看似质朴，其实不凡，每一首都天然合乎易经的卦象。《道德经》包罗万象，仿佛让你站在不同的山头看不同的风景。当你去阅读这些阴阳平衡的对仗诗句，也有调和阴阳的功效，其中清浊音的讲究便是阴阳之用。

古人将读书称为"诵读"，要求抑扬顿挫，长声悠悠，如同唱歌，很是好听，也很有趣。这是一种良好的腹式呼吸运动，诵读时，呼气外出，声音悠长高远，自然心气则绵绵下降，肾气冉冉上长，如此一降一升而达心肾相交之效。

《诗经》里面几乎蕴含了人类所有的情感、情绪感知，以及情绪动作，每一首诗都充分地表达了人们在某种意境下的情绪反应和状态。阅读《诗经》对抑郁的人是一个非常好的情绪锻炼动作，它可以是一个情绪出口。读的时候，要给每个字存在感，每个字的发音都要拉长并且饱满，感受自己的身体像个乐器，当把每个字音发出来时，喉腔、鼻腔、胸腔、腹腔都会有感觉，体会在体内产生共鸣的震动，认真听自己发出的每个声音，有时还可以慢慢地随性哼唱起来，音律随心。音律可以调气，慢慢地，气就随着音律动了，"悲"就化开了。

对于这些字字珠玑的经典古籍，你不用太追求落实每个字句的现代意义，只是尝试着去阅读，书声琅琅，文气荡然于胸，不知不觉便调和气息、和合阴阳，得养生延年之益，这样才能在读中生情，读中怡情，能够品尝到陶醉于字里行间的意趣。

随手拿起一本《道德经》《诗经》，用以上介绍的阅读方法，连读三篇，然后再体会一下读完以后是什么感觉。

很多抑郁症患者比较典型的症状就是喉咙发干和束紧，这种诵读方式可引动呼吸，调整喉咙津液需要的就是诵读带来的呼吸。呼吸可以调动津液上行，也可以调整气口的力量。

日常生活宝典

◎ 女生剪短头发，不留长发；男生也宜多理发。

◎ 草药沐浴。以下五种中草药：青木香、白芷、沉香、白檀香、甘松，其分量可以根据你要烧的水的多少来自己控制，而五种药物的比例都是 1:1:1:1:1，热水烧开以后，可将其倒入浴缸内，兑入一定比例的温水就可在里面洗澡了。也可以烧一小锅水，待其变温水之后，从头而下浇灌自己的身体，然后用温水冲洗，可理气醒脾、温通经络、开郁达心、芳香化浊。

◎ 调整和增加呼吸系统的力量：跳绳，爬楼梯，走路和大声朗诵。

◎ 把居所打扫干净，处理掉多年不用的物件，不要堆放杂物。

◎ 给屋内换上更明亮的光源，如重换灯管，或增加小台灯，换上亮色系窗帘。

◎ 找到一件你能够持续去做的事，无关钱。

◎ 饮食：不饿不吃，饿了再吃饭。在心情不好的时候，不应大吃大喝缓解情绪；在身体不适或者心情糟糕时，不要吃太多复杂、门类多样的食物，而是吃单一食物。例如，只吃大米饭，慢慢嚼，尽量感觉出那一丝丝不易察觉的甜味，嚼出甜味后再感觉米饭从咽喉部位进入胃里的美妙，此为生津养津。

◎ 5- 羟色胺不平衡会导致抑郁、焦虑、强迫、情绪波动等问题。百忧解等抗抑郁药物可阻止 5- 羟色胺在体内降解，保持大脑中有更多的 5- 羟色胺可以被循环利用。但问题是，这些药物会产生副作用。服用 5- 羟色胺的前体 5- 羟色胺酸（5-HTP）可以帮助重建 5- 羟色胺的平衡，并且不产生副作用。含有 5- 羟色胺酸的食物包括坚果、火鸡、雉鸡和豌豆、大豆和小扁豆等豆类。

第二章　焦虑症

广泛性焦虑

个案实录：撒谎精，你出来！你孙爷爷在此！

鸣鸣（14 岁）

她总在怀疑什么。

怀疑矿泉水里有细菌，不敢喝水，怕拉肚子。

只要伸手接触外物，就怀疑自己的手脏了。

菜里是不是不干净，也许有蟑螂没被发现，不小心吞下去了。

水龙头里有水垢，脸会不会越洗越脏？

同学们都在议论自己，说自己的坏话。

鸣鸣在单亲家庭长大，她的妈妈在月子里就和她爸爸离婚了。如果按照正常人的习惯思维，在坐月子这样特殊的时期去离婚，大多数人可能会认为这个爸爸做了什么出格的事情。可是鸣鸣妈说，他们的感情没有破裂，离婚的导火线是鸣鸣姥姥。姥姥起初对于女儿找个什么样的女婿并不关心，在女儿生下鸣鸣以后，她过来带孩子，对女婿却越看越不顺眼。一天，在大吵一架后，她拿着女婿的生辰八字，找了算命先生，回来以后就对女儿摊牌："你必须和他离婚！我和他八字犯冲，算命先生说了他克我和你爸爸。"

因为这样的理由，鸣鸣妈接受了姥姥的提议："我知道鸣鸣爸很生气，可再生气也不应该与老人吵架，她毕竟是长辈。"离婚后两人这么多年都没有再婚，离婚后也没有告诉鸣鸣实情。随着鸣鸣长大，全家人对孩子的疑惑也是语焉不详，都不明说两人是否离异，时而否认，时而承认。但姥姥始终不让鸣鸣爸到家里来，他们只能偶尔在外面见面，见面次数非常有限。

鸣鸣妈不是一个无知女性，她受过高等教育，而且在一家知名国企工作，工作能力强，在外打拼时是一位意志力强的成熟女性。可是只要她遇到母亲，就又变成了一个乖巧的小女孩。她很珍惜鸣鸣姥姥愿意从东北老家来给她带小孩的机会，这可是她以往不敢奢求的，虽然她从小学习努力，成绩优秀，但地位永远比不上那个调皮捣蛋的弟弟。姥姥非常重男轻女，鸣鸣妈出生后被送到奶奶家，7岁上学时才回到自己父母身边。父母经常打骂她，平时对她要求极其严格。鸣鸣妈回忆第一次感到一丝温暖，是她考上大学时，父母给了一个笑脸。后来毕业后来北京工作，她事业努力，能够挣钱，母亲对她态度比原来好了些，尤其是这次愿意过来为她带孩子，是因为她给在老家成天混日子的弟弟盘了个店面做买卖。弟弟对父母不孝顺，天天吵架，母亲这才把生活重心转移到鸣鸣妈这儿。

鸣鸣妈工作忙碌，大部分时间由姥姥姥爷带养孩子。鸣鸣姥爷性格软弱，对姥姥的行为做法一味顺从。姥姥的教养方式严厉强硬，逼着孩子按照她的想法行动，比如认字识字，孩子如果不想读不想认，姥姥就会找邻居同龄段的孩子来带读，想通过这种方式引导鸣鸣读。然而越是这样，鸣鸣越抗拒，甚至出现了书写认字困难的问题，她只会按照某一个字在书上的排位来识字，如果把两个字前后换个顺序，打乱了，她就不会读了。姥姥急得揪起鸣鸣的耳朵，拧她的腮，她有时害怕得连哭都不敢哭，因为哭了以后会被揍得更厉害——被拧大腿或者被用拖鞋打屁股。这个时候姥爷也不敢来劝，更何况相对于原来对鸣鸣妈的打骂，这已经是降级版的打骂了。当然鸣鸣在挨揍的同时，少不了被各种难听的话包围。

有时候，姥姥在教育鸣鸣的时候，鸣鸣妈正好在家，她能马上揣摩出姥姥的意思，也顺着姥姥的话训斥鸣鸣，甚至骂得更难听。在姥姥还没动手打孩子的时候，她不仅不劝架，而且冲动得先下手为强去揍孩子。后来在治疗中她也说了："我是打给姥姥看的。"所有这些都是为了讨好姥姥，她认为姥姥希望她这么做。虽然她舍不得打孩子，不过也认为鸣鸣这孩子脾气也比较倔，而且成长经历会让她自然而然把这些教养方式合理化。鸣鸣恨恨地说："妈妈就是姥姥的帮凶。"

鸣鸣认字困难的情况曾经被诊断为学习障碍，其实并不是所有学习障碍的孩子都学习无能，他们有可能存在脑损伤、脑功能失调产生的知觉问题，或者记忆偏差和认知功能障碍等问题，也和注意缺陷、情绪抵抗相关联，从而需要和焦虑抑郁、注意力障碍这些心理问题做甄别。鸣鸣本身是个容易分心、冲动执拗的孩子，姥姥过于严厉的学习监督，会使她陷入害怕紧张的情绪，无法专注在学习内容上；而且一贯刻板的教养，也让她的注意力无法停留在字义字音，而是关注某个字所在的位置。后来，在小学班主任语文老师的特殊辅导下，通过一系列的脑电训练，她识字虽然表现得不是很优秀，但总算在慢慢进步了。

鸣鸣从生下来就有湿疹，主要在眼角周围和鼻唇一带。因为皮肤瘙痒，她反复抓擦，导致色素沉着，远看起来像长了一圈胡子。而且她一直以来大便偏稀，有几次在学校上课时突然打屁崩脏了裤子，散发的异味让同学们笑话。但当时的鸣鸣并不像大部分孩子，一般在被耻笑后不敢与同学交往，她不仅没有退缩反而交往主动、表现强势，在孩子们面前希望自己是领头的，玩什么游戏都得按照自己的想法，如果有不同意见的孩子，她会怒气冲冲动手打人。有一次，一个同学被她直接动嘴咬伤了胳膊，鸣鸣妈去学校赔礼道歉，回家就把鸣鸣揍了一顿。尽管鸣鸣不擅交往，大部分孩子和她是疏离的，但总有一两个小女孩和她在一起玩，把她当作小领导。

鸣鸣妈给孩子安排了各种课程，把业余时间占得满满的，这样的"满"让她觉得安心，但鸣鸣是抵触的。比如培训机构的课，一对一的学业培训课，参加各种校外组织学各种运动项目，包括游泳、轮滑等，除此之外，她还要学钢琴。后来鸣鸣宁愿挨打也不愿上课，只有轮滑被保留下来，因为同学也有学轮滑的，而且她学得最好，可以一起玩。

上初中以后，鸣鸣除了完成学校的作业，还要完成妈妈额外布置的任务。在妈妈的严格约束下整天过得小心翼翼，生怕会触怒妈妈惹来责罚。小学六年级时，一个要好的同学来找她玩，为了练钢琴，妈妈把那个同学好言哄走了。还有一次，她和同学在滑冰，姥姥突然打来电话，限令她半个小时内回家，不然就会惩罚她，这让她在同学面前很没面子。她和妈妈、姥姥之间出现了越来越多的反抗和争吵。

鸣鸣妈说自己实在没有办法和鸣鸣讲道理，她似乎拒绝自己的一切建议，总是和大人对着干，而且似乎总是不开心。"哪怕我们开始是去做一件本该开心的事情，比如一起外出旅游，也总是弄得不欢而散，我实在快要崩溃了。"

这就像个圈，家庭对孩子的专制型教育，重结果轻过程，言语行为粗暴，教育情绪化、冲动化，缺乏沟通与耐心，以"控制＋拒绝＋固执"为主要特点，导致鸣鸣也开始以这种方式对待父母和其他家人。

某一天，鸣鸣妈正在上班，突然接到超市的电话，说她的女儿偷了超市的东西，让她过去处理一下。鸣鸣妈大吃一惊，立即开车赶往超市。她看到鸣鸣站在那儿，满脸不在乎的样子。经理说："你女儿把巧克力藏在腋下，没付款就走出去。我们一开始并不认为她是故意的，让她付款就可以了，这样的行为超市要按偷东西来处罚的，但她就是不付！"鸣鸣妈再三向经理道歉并赶紧付钱。经理收了钱，让她回去好好教育鸣鸣。

鸣鸣妈把孩子接回，从超市开车回家，两人在车上就吵了起来。鸣鸣突然冲动得直接去夺方向盘，鸣鸣妈很快就把鸣鸣推开了，用看怪物的眼神看着她，厉声大叫："你疯了吗？！"鸣鸣大喊道："我就是疯了！谁让你来的，早就和你说过了离我远一点儿，下次你应该不会再管我的事了吧……"幸好，当时马路上车不多，没有造成危险。

这个超市就在学校旁边，鸣鸣妈赶到超市时，许多同学在围观，其中也有鸣鸣同班和同年级的同学。这事就在学校也传开了，鸣鸣受不了闲言碎语指指点点，不想去上学，无论打她骂她或者劝她，她就是不去上学。有时候，她会假装去上学，之后再逃学。鸣鸣的敌对情绪越来越严重，同时出现了一些身体方面的症状。

鸣鸣从初潮开始就有偏头痛，之前睡一觉就能好，现在会在生理期到来之前突然加重，经期时头痛更剧烈，头上像套了个紧箍，后脑勺有强烈紧绷感，站着晃，坐着晃，躺着感觉也不行。例如，她站着会不由自主地身体轻微左右晃，站不住坐不住，觉得很累，下一秒好像要摔倒，躺在床上觉得床是倾斜的，眩晕时觉得房子和床都在旋转，目不能睁，头不能动。如果躺在床上，闭着眼睛就稍好些，一旦翻身，或把头的位置转动一下（向左或向右），眩晕立刻加重，房子似乎就要倒下似的，同时也伴有恶心反胃。

鸣鸣从超市这件事情之后，总觉得同学们都在背后议论她，走到哪都有人在说她坏话。她开始对各种声音敏感，特别怕吵，处于嘈杂环境或声音杂乱环境中时，更是感到暴躁甚至歇斯底里。楼上小孩的吵闹声、大点儿声的聊天、邻居剁菜的声音、拖拉椅子都让她心烦焦虑。后来鸣鸣对高音喇叭又产生了极端的反感情绪，偶尔还有惊吓感，播报内容是重复的那几句话，听着心里烦透了，之后买了耳塞后症状缓解。

妈妈被鸣鸣夺方向盘这件事给吓住了，当时就想带鸣鸣做心理治疗，但鸣鸣不愿意。妈妈只能各种劝说利诱，答应给她买高级的轮滑鞋，并且承诺她，先见见心理咨询师，如果不愿意就不去，她才勉强答应。来见我之前，鸣鸣已经见过的心理专业咨询人士全被她拒绝了，我是鸣鸣见的第四个。

治疗记录

觉察就是改变

鸣鸣是被妈妈拽过来做心理治疗的，本身就带着几分不情愿，面对我这个陌生人也带着抵触情绪，心里可能认为我也是"帮凶"，就像她定义母亲是姥姥的"帮凶"一样。鸣鸣表现出的是她惯常的对人"拒绝"的态度，脸看向窗外，不正眼看我。在事先和鸣鸣妈的交流中，我得知鸣鸣喜欢玩扑克、塔罗占卜、看手相面相之类的游戏，这也是这个年龄段的男孩女孩大多感兴趣的话题。

青春期是孩子从一种生物性生命走向精神性生命的阶段，他们开始对成长和生命这类课题产生兴趣，想探索世界的未知领域。他们追求神秘主义，喜欢看侦探冒险，探讨灵魂鬼怪、生命走势，比如塔罗牌、星座、算卦、玄幻、修真就是他们感兴趣的话题，我不止一次在心理治疗中应用这些我十分擅长的"小把戏"和他们建立亲密的咨询关系。他们未必是迷信，但他们觉得有趣，有时候还可以缓解焦虑，在内心寻求点小答案，可以自娱自乐和夸张梦想，这就是青春期的语言之一。用他们的语言，我得以和孩子们建立一座桥梁，来顺理成章引导出对生活的一些哲学思考和对环宇世界的认知，通过所谓的"迷信"正面引导他们转变看问题和看世界的角度。

在我的引导下，我先是以游戏的方式和鸣鸣交流。鸣鸣毕竟年龄尚小而且抵触心强，所以先哄着这小家伙，和她"玩"起来。我说："咱们玩卡牌游戏吧。"鸣鸣起初还要面子，故作冷漠状不搭腔，我并不劝她，只是说："不玩吗？好吧，我自己先玩会儿，我算算今天我会遇见一个什么样的人。"我自顾自地切牌，说着太阳、魔术师之类的术语。鸣鸣看我熟练地切牌，来了兴趣，忘记装酷了。我先和她玩了塔罗，玩塔罗时我的一些断语，让她很信服而且兴奋起来，然后她噼里啪啦问了一堆面相手相的问题。她惊讶地说："你比同学们知道的多多了。你是算命的还是做心理治疗的？"

我说："我，只是对和你有关的一切感兴趣。"

她接着说平时和同学也会讨论这些内容，包括他们在期中期末考试时，都会在朋友圈接龙"顺"字或"逢考必过"之类的内容。接下来的一次治疗中，鸣鸣还特意把她买的小锦鲤包挂给我看，说是保佑考试的小物件，但不能让妈妈知道，否则又会被批评她"不务正业"之类的。

她问我："这些东西到底有没有用？"

我没有直接回答，而是半开玩笑半认真地说："是否有用，咱们一起去探索一下？我看见你用一些方式来保佑考试，说明学习在你心中是有地位的。最近一段时间，你的身体上有些不适感，我们把身体整舒服了，然后我想小锦鲤也会觉得舒服些。"

她若有所思地摸了摸手中的小锦鲤，脸上表情从初见面时抗拒，开始变得可爱自然。

接下来的治疗中，我又把她带入了 OH 卡牌的世界。OH 卡是一种心理学的治疗工具，一种"自由联想"及"潜意识投射"的心灵图卡和字卡，它像是一面镜子，能反射出一个人潜意识的内容，帮助咨询师与来访者看到内心深处的世界。一张图片卡或加一张字卡的组合，每个人都有不同的解读。

卡牌只是一个桥梁，让鸣鸣有机会和自己的内心世界谈一谈。但根据我的治疗经验，有意思的是，一般人抽到都会有种震惊的感觉。OH 卡牌总共 88 张牌，虽然玩法多种多样，但我一般只让他们抽 1~3 张，这样清晰明了而且信息聚集，总能出现与他们现实状况有关系的图片卡和字卡，貌似随机却生动写照现实。尽管图片卡的画风属于水彩风格，画中内容模糊不清晰，但总是有大概轮廓，给了来访者想象和发挥的空间。

当他们在观看图片卡时，就像在进行心理学的墨迹测试一样，透过这些画面内容诱导出个人的生活经验、情感、个性倾向等心声。来访者将心思放在描述画面内容，减少了内心的阻抗，在不知不觉中表露自己的真实心理，因为他在讲述图片上的故事时，已经把自己的心态投射到情境之中了。通过对具有个性化解释的图片内容进行捕捉和提升，增进沟通与联结。

鸣鸣拿 O 卡牌和解读版面时会有一些强迫行为，她不停地擦不停地搓牌面。她抽的图片牌面是有三个人坐在一起，另外有一个人面对三个人坐着。鸣鸣马上说那三个人很讨厌，虽然她没明说，实际上在她的投射下，这居高临下的三个人就是姥姥、姥爷和妈妈，而她就是坐在底下、孤零零的那个人，像在接受审判、被审问、被批评、被要求的那个人。

鸣鸣抽的第二张图片，是一个大人带着小孩，她说："这个大人是小孩的爸爸，小孩此刻的心情应该不错，那个大人的手应该是厚实的……"

开始鸣鸣只是看图说话，说她凭空编写的图片故事，说着说着……她有点儿愤怒，然后又有点低落，她聪明地觉察到这些故事都是自己的写照。她回忆起有天放学回家，见一位父亲将女儿扛在肩头，有说有笑地从她面前经过，她恶狠狠抬头瞪了一眼这个女儿，低头却是瞬间破防地泪流满面。

觉察就是改变。

这个时候，父亲归位，她的父亲应该做些努力，来补偿女儿的亲密需求，为她营造一个相对安全、接纳的能量场。

补偿亲密需求，塑造温情与尊重

我对鸣鸣爸说："无论前面是什么原因造成你和孩子的疏离，青春期有可能是你最后的机会了，再往后你将更难走进女儿的内心。孩子现在遇见些麻烦，这也是对你的呼唤，正是机会。"

青春期这个充满躁动和变化的时期，却是新细胞生成期，是增加学习和记忆细胞的好时期，尤其适于情感学习和社会学习。大量重塑大脑的活动，包括一些神经细胞的形成，都发生在青春期，青少年的"情感需要"会激发新的脑细胞再生，也意味着重新连接曾经失落的情感部分。

鸣鸣爸非常配合治疗的要求，在几次治疗性交流后，孩子同意大部分时间暂时和他住在一起，从原来的家庭环境中脱离出来。这对鸣鸣是件有意义的事，鸣鸣爸每周主动规划出专属的家庭时间，发挥爸爸天职，策划一些生活内容，在鸣鸣这个年龄段，父母尤其不能只是一味表扬和迎合，或者买东西讨好等简单的行为连接，而是要和孩子一起做一些有意义的事情，一起做快乐的事，一起度过美好的时光。这个相处的时间和内容真的需要父亲认真策划，用心思考，而不只是在一起聊聊说说待着而已，他需要补偿孩子一直没有得到的亲密需求，而且不是单纯的温情，还需要拥有孩子对他的尊重，用父亲的男性特质，教会孩子相关的生活规则和界限，带给孩子成长中所需要的心理力量与对真实世界更宽泛的感知。这样鸣鸣才能"正心"，学会理解规矩，拓宽视野，把一些野性收敛起来。

所以，我对鸣鸣爸的咨询也在同步进行中。要得到孩子的尊重，如果像鸣鸣姥姥和妈妈的方式——只靠严厉的打骂，是"打"不出来的；或者只靠单纯的疼爱，也"疼"不出来；靠反复说教，更不能"说"出来。女儿从小跟爸爸接触很少，倒也没有太多负面情感，从陌生到熟悉——她也处在一些新奇的环境感受和情感联结中。

虽然父女俩的相处受到姥姥的极力反对，她不断给鸣鸣妈施加压力想把孩子接回去。但在孩子的青春期危机面前，我还是鼓励鸣鸣妈去做一些决定，因为老人家年龄大了引起大脑老化，几乎很难做出一些改变，对待外界环境难以弹性处理，年龄增长甚至会扩大原来她自身未解决的问题。姥姥精力旺盛且信奉打压式教育，与孩子频繁发生争吵甚至有肢体冲突，她动辄打骂鸣鸣。并且她固执地认为鸣鸣妈工作事业的成功，就是证明自己教子有方。

这段时间，我建议姥姥先离开一段时间，这应该是一种较好的安排。但姥姥很不愿意离开北京回老家，并且说鸣鸣是她最重要的人，但是看见鸣鸣的焦虑发作情况，她也知道鸣鸣不像她母亲越压则越强，能够在她的拒绝和专制中迸发积极力量。于是她和姥爷暂时离开，等家庭回归正常后再议，不然只要姥姥在，就会影响鸣鸣妈对女儿的行为，就会削弱她自己作为母亲的角色，而一味地担任"女儿"的角色，去补偿自己内在对姥姥的情感需要。

家庭功能中的角色与沟通维度，显著预测了青少年的焦虑问题。无效的沟通与混乱的角色任务分工，成为青少年焦虑发展中的危险性因素，原因可能是，青少年在自主与独立性不断发展的同时，对自己在家庭中的地位与角色开始重新评估，渴望获得家长的足够重视并承担相应的家庭责任。但父母或养育人对青少年的控制仍然比较多，并且不太重视情感的交流，所以直接导致了青少年的焦虑问题。鸣鸣在寻求自主性的过程中，产生了对严厉控制教养方式的抵抗，与母亲和姥姥的冲突也开始增多，而且对于自己在家庭的孤立感从无助到愤怒。

有研究显示，有焦虑障碍的儿童青少年的父母比普通父母给予孩子的心理自主权更少。与父亲良好的沟通是青少年焦虑发展中的保护性因素；与同伴的疏离，与养育者的敌对则是青少年焦虑发展中的危险因素。

焦虑是个"撒谎精"

广泛性焦虑（GAD）的本质特征是过度的焦虑和担心。由于患者持续的担心、对焦虑的无法控制，以至于在社会、学校或其他重要领域内功能的损害，导致了其主观上的痛苦。研究表明，许多被过度焦虑担忧恐惧情绪困扰的儿童青少年，都存在广泛性焦虑障碍的症状特点。

这样的孩子可能会由于担心犯错或被人耻笑而回避去学校、完成作业或参加社交运动。他们可能会问无数和生活环境相关的问题，这些问题小到鸡毛蒜皮，大到人生大事；他们会表现出对即将发生事情的反复关注。无论是成年人还是孩子，都会表现出在常人看来的一些非理性担忧。

有关 GAD 患者的脑影像研究发现，其大脑的前额叶功能存在障碍。比如情绪处理过程中，GAD 患者前额叶功能活动减弱，因为前额叶自身功能不足，对杏仁核等情绪相关脑区的调节功能受限，从而使得焦虑症状持续存在，对不适的躯体感觉更为敏感和强烈。这种躯体感觉的系列反应，会给 GAD 患者带来一系列生理症状和恐惧的感受，包括：不能安静地坐着或放松，很难集中注意力或专心，易怒或容易沮丧，肌肉疼痛和睡眠问题以及突如其来的惊恐发作。

他们通常把焦虑引发的身体症状误认为是疾病，而这将引发更多焦虑，比如担心自己病倒，突然死去或者疯了，无论哪种情况，都是对生存的一种威胁。比如鸣鸣因焦虑引发头晕目眩时，她会担心自己生病了，会在别人面前突然昏厥和跌倒。更多焦虑会引发更多身体症状，因为焦虑量的增加势必带来更多的躯体反应。

一边是切切实实的身体痛苦，一边却是体检合格的身体指标，这样的矛盾让一个不懂焦虑症的人去理解焦虑症患者是很难的，甚至很多非精神科的医务人员对于惊恐发作疯狂求助的患者也表示不解，所以大众很有必要对这个问题有更多的专业知识，来提高认知水平。

有一次，鸣鸣在感到不舒服、心慌头晕，感觉摇摇欲坠，有强烈的窒息感时，她父亲直接带她到我办公室。一路上她各种难受，好不容易坚持到医院门口，症状已经稍有缓解。见我时还有些窒息感，身体略抖。我没有说话，把手往她头顶一摸，手指捏她的内关穴，这时本来憋着气的鸣鸣，开始换气了，麻木发抖的感觉慢慢在消退。过了10分钟，她完全恢复了正常。不是我有什么神奇的技法，而是焦虑症状有时候的确会自己来，但也会自己走。当惊恐来了的时候，也并不是说你非得进行各种检查和治疗，有时候静静地转移注意力，注意力一旦不在自己身上，症状也会消失。有些人老是担心自己会失控，转而待在自认为安全的区域，如自己的房间里，不敢迈出门，这样反而会强化焦虑，而有效的心理治疗会帮助患者更有勇气面对病症。

这次经历也让鸣鸣对自己的身体有了信心。为了让她更安心，更多地了解到个人的念头对她身体所产生的影响，我让她再去做些身体检查，确认自己没有重疾，然后从认知上增加她对于焦虑本身的洞察力，解释情绪和生理之间的作用机制，学习人体自主神经系统的运作方式。自主神经失调造成的高度紧张或麻木会给身体带来压倒性的感受，容易唤起焦虑、抑郁或冲动行为。其实很多患者了解到焦虑发作的身体和心理之间的关系后，更多了一分淡定，减少了恐慌。他们了解到，我们的感觉有时候会骗人，症状来源于情绪，它在不断摁响身体的警报铃，不断地喊"狼来了"。在临床有些患焦虑症10年以上的患者都还活着，如果身体真有问题，出现了严重的症状，他们恐怕早就不行了。

我没有对鸣鸣说，这是她自己没完没了地摁响身体警报铃，而是应用了心理叙事疗法的技巧，把"问题外化"，即人是人，问题是问题，问题不等于人。该疗法认为没有绝对事实和唯一真理，主要引导人对事实进行组织，让人从问题中解构出来，拉开一个空间，才能使"人"与"问题"的对话成为可能。

我问："如果给这个摁铃的家伙取个名字，你会叫它什么？"

"撒谎精……或者是——大骗子。"

"想象一下，骗子可能长什么样？"

"红脸，还有点儿黑，炸毛……"

"它是如何找上你的？"

…………

在交流中，我一直在鼓励鸣鸣更完整地叙说，鸣鸣有点儿愉快甚至调皮地编写着自己的童话故事。是的，她没有很焦虑地编故事，而是放松地，甚至说："哈哈，我是在编西游记嘛！"她觉得这样"胡说"很有趣，她也变成了一个焦虑研究者，成为去思考和面对这个问题的主人和专家，而不是被贴上问题标签，如"焦虑患者""功能失调"和"疑病症"等，带来更多个人消极体验，问题外化后的生活故事显然使患者更有承受力。

既然问题是外来不是内生的，那当然可以解决。

我引导她多次演练与"撒谎精"的对话，并且使用心理学的NLP技术固定下来一个神经语言程序模式：只要身体不好的感觉到来时，就把"撒谎精"叫出来，用积极行为代替消极循环的担忧。实际上在这个过程的转换中，应用到的是大脑前额叶皮层的思维能力，而不是陷入杏仁核的情绪活化中。鸣鸣这个孩子本身有点儿"小坏"的性格，有点儿男孩子气，她还自己编了些台词，叫嚣着："撒谎精，你出来！你孙爷爷在此！"她喊的时候就有种痛快和舒畅。"你再去学学悟空的腔调，一定要惟妙惟肖呀！"我打趣道。

每当躯体上出现不舒服的时候，就可以大声喊出这句话。鸣鸣说："很奇怪，为什么一喊，就像是什么被憋回去了。"我说："是的，撒谎精嘛，孙悟空最擅长降服的就是妖精，他们不敢出来了。"鸣鸣若有所思地佩服地看着我："很有道理哟……你好厉害哟。"

叙事治疗中提取的是记忆系统中的事件记忆，长期记忆被重新提取的时候，蛋白质在海马回溶解通过神经细胞，经由电位和生化物质传递，在额叶再将记忆固化，这个过程会使原来的长期记忆经历一次弱化，也给了一个窗口去改变记忆，而重新解构的生命故事则会带来新的情绪感受。这说明记忆改变的神经传导机制，解释了叙事治疗的改变机制。

假装"害怕"已成事实

常人的思维都是这样的，比如一个人牙疼，他的大脑会反应"我牙疼"，只要疼的程度还能接受，就先不去看医生，看看忍忍会不会过去。而焦虑的人一刻也不能忍受，他会开始胡思乱想。与其他身体问题一样，我们也要对焦虑带来的身体症状给予容忍，有暂时忍受的想法，就像没有谁会因为牙疼怀疑自己会疯了或马上死亡。从某种意义上看，这样的宽忍才是对自己真正的仁慈和同情，而不是靠旁人同情的眼神获取所谓的安慰，家人和朋友过度的同情和热心照顾不会减轻焦虑。

某一次治疗，呜呜怀疑当天喝的水里有水锈，以及咽下了的饭菜里有被忽略的蟑螂，于是担忧晚上身体会发作，出现大问题。我告知："迎接身体的考验，看看会出现什么，何况你还有'孙爷爷'，但你得完成一些任务，这也是个好机会。认真记录下发作的产生方式到整个发作过程，耐心细致地进行观察体验，这样我可以根据你的体验，告诉你下次类似情况发生时的应对办法，为了以后不再痛苦，今晚不论多痛苦，你就都要坚持，不要逃，勇敢地面对你存在的症状，这些症状对你的生命不会有任何威胁，这只是你的神经系统混乱造成的痛苦，但也是痛苦，你需要忍一忍，别抓狂，恢复要有个过程，发作后必然会平静下来，因为神经系统的兴奋必然会从高峰回落。"

第二天呜呜居然说她比平时睡得还要香，起初是在担忧着，后来不知何故睡着了。我对她解释："你很勇敢，你不担心身体何时发作的问题，也没有打算从发作中逃脱的恐惧心理，这是一种宝贵的心得体会。你不再不知不觉去预计有什么会突然袭击你，你扔掉了不安，直接去面对了。以后要是再有类似的经历，你也会再有这样或那样的担忧，用类似的态度对待就行。"

焦虑的人总是徒劳地认为预先知道问题所在，就能有所准备，所以要在心里做最坏的设想，才能获得想要的安全。事实上，这样费尽心力比真正的危险还要危险，更不安全，这完全是在给自己施加压力。出现以上的情形，最主要的原因还是在生活中面临的压力太大，大到被压力压垮了，才会出现这种反应过度的焦虑，青少年的压力一般是来自家庭、学业和朋友，然后把这压力感受泛化到生活当中的各个细节，如同铺开了一张焦虑的大网，却无法靠自己收网。

鸣鸣等待身体发作如同背水之战，常人可能不能理解，觉得有些夸张，但焦虑者在做好拼死的思想准备时，这种准备却往往实现不了。当我们故意想害怕的时候，恐惧却不会发生。

这样的方法同样可用于一些神经质发作时产生的身体痛苦。虽然明白人都知道鸣鸣的担心没有必要，"勇敢赴死"的样子看起来太夸张，认知理论和思想应该能够对她有些帮助，但对于她固执的担忧，还必须要有真实的感悟和成功的体验才能打开改变的缺口。

在对鸣鸣的治疗中，我从来没有从理性层面和她科学地讨论水里是否有致命细菌等问题，我都是顺着她的思路："你说的不无道理，这个世界有时候的确有点儿麻烦，这些问题也许客观存在。那我们应该怎么办，能做些什么呢？"

在治疗思路上，我意在破除她的过度焦虑，引导她走向一种建设性的担忧，采取主动积极的应对，行动起来。当她开始走上这个思考路径的时候，便能获得能力，对自己更有信心，对应对环境的未知威胁更有能力，也更有信心克服压力了，焦虑便会慢慢减轻。若是把注意力纠缠在苦口婆心地劝她："你的担忧毫无根据，纯属胡思乱想。"——这只会让她和自己较劲。

帮助患者的最好办法是询问："你将怎么处理它？"而不是陷

入与焦虑者的事实辩解。要把焦点放在问题解决上，让焦虑者获得一些认知或行为技巧，或者帮助他采取有建设意义的行动。

这是可以获得改变的一个有用的技巧，患者通常希望获得他人的同情，甚至希望更多人知道他的痛苦。通过这样一个问题，启发患者走出预期模式，走出自动模式，指出这个问题应该由他自己来解决，为忧虑采取行动，并温和地向他表明靠自己才能走出来，别人无法替他承受。

也许鸣鸣还不能完全应对压力，但她至少会开始思考，重新思考便有可能收获新生。正常人认识到，如果他们不喜欢这个世界，要么去改变环境，要么去改变自己，钻牛角尖只会让问题更糟糕。而情绪容易陷入低谷的人，通常会徒劳地要求世界能奇迹般自行地好起来。

如果孩子问你很多焦虑泛化的各种问题，请鼓励他们思考，想出答案，并相信自己的判断。你可以说一些鼓舞人心的话，比如"你之前处理得很好，现在也会做得很好"。

研究表明：父母越少保护孩子免受焦虑之罪，焦虑症状反而会更容易缓解。所以，当父母屈服于孩子的焦虑要求时，就破坏了孩子恢复的机会。尽量不要不断向孩子保证，或者强迫他们避免担心的事情，这只会使问题变得更糟。让孩子学会处理令他们担忧的情况很重要。

除了避免向焦虑妥协，还可以使焦虑正常化。实际上，焦虑的大脑总是忙于寻找问题和制造各种问题，甚至不会注意顺利和积极的事情。这就意味着，要树立"焦虑是意料之中的事情"这样的态度，每个人都会有焦虑的时候，但不能因为焦虑而停下手中的事。孩子需要用新的态度面对焦虑，将焦虑看成只是来凑凑热闹的客人，而不是把焦虑当作无法承受的沉重负荷。

当然，对于呜呜的治疗，我还使用了中医疗法帮助她修复脾胃，使例假正常化，包括夜间磨牙的治疗。稳定心神的"收神"（后文有叙述）。当然更重要的是，她终于体验了那种"大手牵小手"的温暖与力量。对她父母的个体治疗以及家庭治疗对营造一个抱持性的环境也非常重要。之后，呜呜离开了原来的学校，换了一所学校上学，她智商本来较高，在新学校表现优秀，学习成绩拔尖。

最后一次治疗，呜呜突然从包里掏出一个可爱的挂件，问我："我可以把小锦鲤的挂件换成这个孙大圣吗？"这个孩子已经悄悄把孙悟空尊称为孙大圣了，这是好事，证明调皮捣蛋还有些霸道的呜呜内心有了尊崇感。

"可以呀，如果你想这样做。"

"那要开光吗？"

"你心里有他，他就已经在开光了。"

"嗯嗯，明白了，我还可以来找你吗？"

"哈哈，还找我来玩牌吗？如果你需要时，我在。记住我们的暗号：'撒谎精，你出来！你孙爷爷在此！'"

我学着孙大圣的模样扮了个猴脸。

她被我逗笑了，又不舍得地哭起来，我拥抱了她。

考前焦虑

个案实录：一进考场我就发蒙，我想学音乐

晶晶（17 岁）

"如果这次考试没有通过，我不知道怎么办，在家的 3 个月，我心里越来越慌，我不想去考了。"

晶晶由母亲领着来找我时，已经在家待了 3 个月。在此之前，她参加了一次 ACT 考试，这是美国大学本科的入学条件之一。那次考试出师不利，她一到考场，便感觉注意力不能集中，脑袋连着耳朵一阵阵轰鸣，手臂有点儿刺痛，握笔的手也微微颤抖。刚开始做题，晶晶居然犯困了，特别想睡觉，甚至连考题都看不进去，理解困难。

考试总分是 36 分，她考了 19 分，可她平时模拟考试的成绩是 30 分。她对自己在现场考试时的表现十分沮丧，自己的水平明明没有那么糟糕，可是结果很不理想。正式考试考场在香港，模拟考试是在北京，但她自己不认为异地考试对结果产生了影响。

考试结束以后，晶晶妈一再询问女儿："你为什么考试分数差那么多？是什么原因造成的？"她越着急，晶晶越是一言不发，她一点儿都不想向妈妈说出考试现场自己脑子发蒙的难受劲儿，因为她觉得妈妈是不会理解的，说了也只是会被妈妈一通唠叨，鄙视她在关键时候掉链子。而且，她一点儿都不想听特别擅长分析各类问

题的妈妈，对自己考试失败的原因做深刻分析。晶晶受够了被分析、被推理，但这些心里话她可不敢告诉妈妈。

晶晶妈的确不能理解，女儿一直以来成绩也还是不错，表现得也比较听话，但她们似乎天生性格不合：晶晶性格偏内向和慢性子；妈妈却是急脾气、麻利能干，在一家知名企业担任高管，能力突出，她比大部分女性看起来气场更强大，眼神中有一股不容辩驳的严肃认真。

我问晶晶："考试后你有没有和爸爸交流过？"

"没有，他知道成绩后特别生气，认为我不够努力。"

晶晶爸也是一家涉外企业的高管，工作很忙，很少回家，经常去国外出差。如果说晶晶妈是脾气急，晶晶爸则是脾气暴躁，根本没法和孩子聊。他最认可的是 TED 演讲中的一些理论，且经常用这些他认为的"至上真理"来教育孩子。

晶晶父母都是事业成功的高级知识分子，都有自己头脑中固有的"出人头地"的路径，以及为女儿规划的精英路线，在教养中也有意无意地表现出"我优秀我骄傲"的自恋型人格特质。在他们心里，一个人的存在，必须目标明确，并为达成目标努力，因为他们自己就是通过这种方式改变了人生，从家境普通的城镇人变成了精英阶层的金领。

他们的这些价值观从某种意义上看并没有错，但关键是过度关注成就和未来，把"生命"这本内容丰富的书，限制在按部就班的计划中，消耗了他们对生活本身的关注，也忽略了对情感情绪的理解力。这种外求性的思维方式，缺乏对内心世界的关注，而拘泥于外界事物的细枝末节、因果逻辑的客观理性分析。这些特质让他们把工作处理得井井有条，在生活中却是乏味的人，不懂享受生活。他们结为夫妻，真的是彼此太相似，惺惺相惜，就像照镜子一般，在对方身上看见自己强烈认同的部分。然而他们之间的聚少离多，或多或少是双方默认的理性选择，以刻意回避在生活中相处时没完没了的争吵，于是干脆把更多的精力投入工作。

晶晶从初中就开始寄宿，她就读于私立学校，一家三口的情感交流机会少之又少，情感温暖之类的话题在这个家里是没有空间的。晶晶在学校和同学交往也很浅淡，她不太擅长人际交往，没有所谓的闺蜜，觉得和同学之间并没有共同语言。她说也好，她本来就不喜欢太热闹，"就是独行侠"。

同学们都觉得她很文静，像波澜不起的水面，其实同桌不经意的一句话，如"这个题目这么容易""这道题你又错了"等，都会使她的内心产生极大波动。她和父母一样，都是追求完美的人，所以很多时候不能正视自己，尤其不能接受自我处于相对劣势的地位（虽然她的成绩排名较前，但与父母规定的年级前五名的目标相距甚远）。不管是在学习还是生活上，她总是觉得自身优势体现得不够，理想与现实差距太大。虽然平时感觉很压抑，却找不到突破口，总是生闷气，"心理堵得慌"。晶晶的人际关系也不太好，没有什么交心的朋友，心里难过的时候也不知道找谁诉说，她不好热闹但总有孤独感。

高三以来，学习的气氛越来越紧张，越来越让晶晶觉得压抑，她感到自己无法承受这种心理压力，甚至有过辍学的想法，怕自己精神崩溃。她知道自己必须努力挺过去，情绪却绷得很紧。有一次考试，同学们都在教室里紧张而匆忙地做着老师发下来的试卷，周围很安静，只有笔在试卷纸上划出的沙沙声。突然，这样的安静和微微的沙沙声，让她觉得非常刺耳，是不能忍受的那种声音，像是有无数小虫在爬。她感到恶心，头脑发涨，难受得要发狂。她把手撑起来，抱着头，捂住耳朵，拒绝这种声音，那时候她最想从座位上大喊一声，冲出教室，但她努力控制，不让自己显得异样。老师还是注意到了，问她是不是身体不太舒服。考试没结束，她就直接回宿舍休息了。在后来大大小小的考试中，晶晶有时会出现这种情况。在模拟大考的时候，晶晶幸好没有出现头脑发蒙的情况影响她的思考和专注，所以考试成绩还可以。

她的这些情绪压抑感受和身体不适感，从没有向父母主动提及，不是怕他们担心，而是觉得有羞耻感。"你怎么能那么脆弱呢？！"要知道晶晶妈在身体最脆弱的时刻，都会起来去工作。生下她的第二天，晶晶妈便强撑着产后虚弱的身体，回到了那个如同镶了金边的办公室"宝座"上。公司允许歇产假，但很快就会找人代替她来坐上这个位置，有的是人在盯着这个高薪和体面的岗位。当时，晶晶妈正干得如鱼得水，公司经营也蒸蒸日上，她断然不能因生育而耽误职场的发展，起初怀上孩子也是计划外的，但由于年龄偏大，她还是决定生下这个孩子。

晶晶妈告诉她："现实就是这么残酷，你只能不断努力。"她用自己的亲身经历，以及女性励志的高级模板，生动教育了晶晶。说起这段经历的时候，她甚至都没有给别人心疼自己的机会。的确，在晶晶和我谈及这个事件的描述中，也没感觉到她心疼妈妈，只看出妈妈对她要求自强不息的内在压力，她怕自己做不到像妈妈那样强大。

晶晶爸对妻子的做法一方面心生敬意，另一方面也听说外国女人从来不坐月子，甚至专门喝冰水来镇痛，"坐月子"是国人在医学条件不发达时的糟粕。然而，晶晶妈在接下来的时间里体会到了身体为此付出的代价。当我在治疗室中看见她时，她整个人处于"膨胀"的状态，脸胀手胀，脸色晄白略有浮肿，脸上有瘀斑，身材虚胖。她告诉我，她在产后体力和抵抗力直线下降，尤其怕冷，夏天不能穿裙子，膝盖冷痛，骨缝里疼。丈夫给她买了一堆印着各种英文字母的高级保健品和营养品，她时不时地在吃饭前扔几粒到嘴里，但依然阻止不了睡眠障碍、身体游走性的疼痛和慢性鼻炎的病症。而且随着更年期的到来，她在身体上承受了更多的痛苦和压力，长期急促和高频的呼吸，以及一口气要做完所有事情的节奏，都在考验着她的精神。我提醒她千万别把自己熬干了，要学会如何珍爱健康和心疼自己。

晶晶有一个让父母感到奇怪的爱好——音乐，他们两个五音不全，不通音律，平时也不唱歌，但女儿有着自己对音乐的理解，而且她偏好国风古风类型的音乐曲风，喜欢有内容和有深度的歌者，不喜欢无病呻吟太过煽情的歌词。这与许多青少年盲目和肤浅地追星不同，晶晶并不看重演唱者的外貌和表象，而看重音乐的质感。她也从不买一些明星周边产品来追星，而是对他们的音乐作品进行分析。我饶有兴致地听她娓娓道来，真心觉得她比同龄人更深刻，看问题有自己的角度。此刻的她看起来聪慧而且生动，她对音乐抱有极大的真挚的热情，而不是一哄而上地从众。

晶晶喜欢自己作词作曲，她梦想考国内的音乐学院，想往音乐之路上走。甚至在做题时、走路时，她会突然就拿出笔来记录曲谱。那种感觉像什么呢？她说："哗啦啦的，就想马上记录下来，因为过一会儿可能就忘了。"

我笑说："常说文思如泉涌，你是乐思如泉涌！"

"对对，就是这种感觉！"

"难道，这就是传说中的天赋？"我慢条斯理地和她开着玩笑。

小姑娘抿了抿嘴，脸上红晕蔓延开来，羞涩地笑了笑。

当然，她那些美妙而又快乐的个人体验，父母并不能发自内心地理解和欣赏，以为只不过像大部分青春期孩子追星而已。他们对于孩子的内在丰富度缺乏了解，孩子也会刻意把自己隐藏起来，她认为自己的所思所想在父母眼里并不算什么，相对于他们的成就、他们的成功，自己那点儿渺小的想法，又算什么呢？微不足道。

晶晶的父母坚决反对她上音乐学院，他们的规划是让晶晶去学财经，并且明确地告诉她："学音乐养不活你自己，而且没有前途可言。"

晶晶说自己对财经没有丝毫兴趣。

治疗记录

父亲在孩子的教养上长期缺席

我问晶晶："你爸妈给你提供了良好的教育资源和优越的生活，

这对你实现自己的梦想有帮助吗？"

"其实我不想去国外上学，我很犹豫，我想在国内读书，想上音乐学院，而且中国古风类的音乐只能在国内学。我不喜欢交响乐、爵士乐之类的曲风。"

"和爸妈谈过吗？"

"爸爸本来安静地坐在沙发上，听我说完，他突然就发了脾气，说我胡思乱想，然后走开了。妈妈说他们已经给我做了最好的安排，而且毕业后，他们的人脉也能对我的工作有所帮助。"

在晶晶眼里，父亲性格内向，好静，不爱说话，经常突然发脾气。可是在他的同事眼里，他却是个有礼貌有修养的人。她记得有一次父亲从国外出差回来，带回一个最新款的苹果手机，她好奇地拿起来玩，突然手一滑，手机吧啦掉地上。虽然手机没摔坏，但父亲生气一把夺走手机，对她呵斥："你的手拿东西一贯不稳当，笨手笨脚！"

父亲之所以暴怒，是因为女儿不经同意就擅自动了他的东西，而且还差一点儿把东西给弄坏了，父亲有种被冒犯的感觉。我们不难看到，女儿想亲近父亲的行为（玩父亲的新手机），却被父亲进行了恶意的解读，并粗暴地拒绝。

父亲在教养上长期缺席，他很少愿意付出精力在孩子的成长上，学校开家长会都是母亲挤出时间去参加；偶然出差回来，带点儿零食和玩具，已是她对女儿情感的表达。当然，他的无情与冷漠还在于对妻子的付出没有发自内心的共情。晶晶妈凡事很操心，对家庭和事业都是尽力兼顾，又压抑着自己，她沉重虚胖的身体状态就是一种表达，身体的肿胀其实就是气机不畅。现代生活给予女性更多自由选择的时候，也给她们带来了更多身心、事业家庭的双重压力，此外还要平衡相对弱势的女性生理特点，这些都是考验。我对晶晶妈说："在你的家庭里，你要考虑和兼顾的问题更多。而且你似乎一直在努力去做去承受，没有去要求孩子爸爸承担一些。对于女性而言，一味卖力的付出背后，总有一些绝望的情绪在的。"她当时就泣不成声，承认自己对婚姻有危机感。

尽管在事业上她是女强人，但骨子里对家庭依然有很深的传统观念，对丈夫有讨好的行为，甚至自我的努力都有想让对方更多认可自己的成分。当丈夫无缘无故地表现冷漠时，她会慌张；当丈夫对着孩子暴怒时，她没有去陪伴或支持孩子，而是应和着丈夫去呵斥孩子。晶晶爸是典型的自恋型人格特质，在外在夸大自体的背后，是一个脆弱无能保守的自体，后者导致他对于略微的冒犯，就会点起自恋性的暴怒。当暴怒被触发时，孩子就会承受很多情绪性的攻击。

一个自恋的父亲，是没有什么共情能力的，他强调自己的意志力，且缺乏同理心，无法站在别人的角度去感知，更感觉不到女儿的任何情绪。也许，他只感觉到了意志胜利的喜悦。孩子小一些时还好，必须全面依赖父母才能生存，并且还没发展出自主性。这时是自恋型人格的父母与孩子关系最好的时候。

但随着孩子渐渐长大，越来越有自己的想法后，自恋型父母会越来越感觉孩子无法控制，孩子可能会反抗、反对他们，这会激起他们很深的挫败感。孩子强大的自主性，在他们看来是对自己的冒犯和轻慢。然而，发展个体自主性是青少年在社会情绪发展中的核心任务之一。青少年在社会情绪发展中有三大根本核心任务：自我认同、自主性和亲密性。当他们要发展自主性的时候，很自然会和父母产生矛盾，观点上有分歧。

我们可以看见晶晶想要独立思考、发展自主性的一些想法，她一直试图在做一些和父母认同的不一样的事。例如，父母推崇国外的生活方式，她却喜欢传统风格的音乐；父母想让她去国外上大学，她却想留在国内；父母希望她走金融路线，她却喜欢艺术；父亲想带她去教堂信仰基督，她去了一次后，马上找个理由就溜了，她说那些宗教仪式和套路让她觉得尴尬。其实这个年龄段的孩子，如果不是从幼年扎根去接受家庭的宗教熏陶，对于让他们突然去信仰宗教是非常抵触的，他们正是发挥自我创造、自我探索的大好时机，怎么可能想把自己交给宗教的教主？青少年对宗教的态度更多地指向精神和意识形态相关思考，而较少涉及宗教仪式和宗教实践，以及遵循宗教习俗等方面。

安装情绪开关

同样，晶晶的考前焦虑、学业成绩的下滑，也代表着她的无声反抗。她显然是个好学的孩子，对自己是有要求的，怎么会不想读书了呢？关于追求音乐梦和未来前途的影响，她同样是有考虑过的，但她真的想看见父亲失望的表情，并以"学习态度消极"的方式来对抗父母。

所以在治疗上，我要帮助晶晶厘清一些似是而非的认知，包括什么是自己真正的学习愿望？与父母不同的观点到底是纯粹为了彰显独立意志，还是理性选择？音乐到底是和前途联系在一起，还是只是个人爱好？

我让晶晶以"我"字开头造句。她用了很长时间写了 5 句话：

◎ 我不知道怎么开头。

◎ 我好像知道又好像不知道。

◎ 我为什么不能把这句话说到位。

◎ 我感觉不想写了。

◎ 我不想读书了。

让晶晶直接去表达内心的想法，看起来有些难度，而且她在性格上追求完美，这也使她小心谨慎。她说考试的时候，她很担心类似作文这样的考题，她不知道怎么写。比如考"经济"这门学科，需要大篇论述，她更不知道如何开头，写起来总有困难。她认为自己的语言表达通常不准确，唯独对某篇文章或者现象进行分析评述，还稍显容易些。

晶晶这样的学习特点和家庭环境是有关系的——她的父母都有些述情障碍的特征，述情障碍又称"情感难言症"，指对自身的情绪状态缺乏描述，同时也不能主动地感受他人的情绪状态，情绪体验受限，想象力下降，难以向他人描述情感，不太擅长想象活动。他们更愿意与别人简单谈论他们的日常活动而非内心感受，更喜欢理性分析问题而不是对问题进行描述，对情感进行表达。

父母的述情障碍不仅给孩子需要自我表达的学习内容上带来了一些困难，也使亲子关系构建得更为肤浅。他们与孩子之间没有真正的情感联系。孩子容易被视为父母的延伸；他们对孩子缺乏同情心和同理心，无法提供适宜的情感保障。

这样孩子慢慢形成了不依靠他人来获得任何情感支持。晶晶也已经建立一种极端的情感独立性，很难与他人建立紧密的人际关系。就像她和同学们的交往一样，宁愿孤独，自诩"独行侠"，也不想尝试深度交流。社交对她来说感觉是件难事和麻烦事，就像要写一篇语言丰富由自己来创作的作文一样有难度，"友情"这篇现实题材的作文更不好写。

然而，令人欣赏的是，晶晶为自己无法表达或处理的情感找到了出口。对于音乐的喜好，像是一场精彩的自我疗愈，她在音乐的无限空间里，表达了充沛的想象力。

音乐最大的好处，在于可表现人类最内在的心理体验与微妙丰富的情感状态，而且是高度的抽象概括。也正因为这种抽象，它在艺术表达上不如绘画、摄影、电影画面等那样具体明确，却能通过旋律引发人们更多的想象力，更为开放自由和辽远。

晶晶说："我喜欢电影的配乐，它们有时候比电影本身还有感觉。"

晶晶虽然在自我情感表达上压抑，回避内在自我，但她喜欢走进别人的故事，走进电影的世界里去捕捉情感色彩，这是晶晶理性外的感性释放。在她之前困难地写下以"我"为开头的 5 句话之后，我并不着急马上触动她的认知，我要先打开她的内心世界，触动她隐蔽的情感结构，这条路径就是她的音乐，她首先需要的是——"被看到"。

她感受到我对她真诚的欣赏，接下来见我时特意拎着笔记本来，然后给我播放她自己用电脑软件编辑好的一些成品音乐。我说："你的音乐里有画面，有情感，也有故事感。"她惊喜："您感受到了，我在谱曲的时候，就是您说的……"

"对，感受音乐的同时，也在感受你，在音乐世界的那个你。"

她莞尔一笑，眼睛亮晶晶的，笑得含而不露。

"哇，别动，记住这个笑容，太美了！捕捉美丽瞬间！"

我马上把手做成一个拍照的姿势，并自己配了一声"咔嚓"。

"好了，我已经把你刚才的笑容拍下来了。"

我顺势把拍下的"照片"，直接往她的心口的位置一放，说："'照片'已经给你了，我捕捉到你美丽的笑容，已经放在你的心中，收到了吗？"

"收到了……"她有些意外，但也有些快乐。

"很好，收到了，闭上眼睛，感受你刚才美丽的笑容，就在你的心里绽放。"

我帮她把一只手的拇指，点进另一只手心的劳宫穴，两手交握。

"我想让你用你的方式，感受这份意义和经验。用手指按一下掌心，感受一下这份意义和经验进入内心的感受，感觉舒服吗？"

她微微点头。

"好，现在做几个深呼吸，每次都大力呼吸，感受一下这份舒服的感觉增加、扩大，变得更暖热的感受，直到这份意义和经验已经粘贴上身体的每一个部分，也在你的心里扎了根，以后都会和你在一起，帮助你，支持你。"

凭借即时的情绪感受，全面进入内心状态那一刻，我给晶晶安装了一个情绪经验的开关。这个开关就是引导情绪正面感受的开关，像一个身体符号和潜意识展开交流。

在后续的治疗上，我继续引导她表达出了一些从前的负面情绪和感受，并帮助她用新情绪经验开关，化解过往经验中的不良情绪感受。我们许多的情绪感受都是由大脑在一次经验里制造出来的神经元网络，当回忆或者碰到类似的事物时，就会被开启。同理，我们也可以用正面的情绪经验来化解负面经验。

为什么选择劳宫穴？因为它是心包经的火穴，导气补充心的能量，滋养心脏气血，它直通心区，带着"心气"的温度。想想我们小时候害怕的时候，只要握着大人的手，当大人掌心的温度传给我们，我们就不恐惧了，心里就踏实了。劳宫穴正好在掌心的位置，当用拇指按住，加之神经语言程序的情绪安装引导，便和心的感受联系在一起。

当晶晶的情感得到关注，一些亲密性和自主性获得自由表达后，她的自我矛盾认知提升了，显示出更多清晰的面对和自我觉察，后来她又用"我"组词写了5句话：

◎ 我想上音乐学院。

◎ 我要面对现实。

◎ 我不确定学音乐的未来。

◎ 我不确定我学财经的实力。

◎ 我要认真地选择。

在认知评价上，认知评分让她对自己的真实想法有了更深了解，使她确定了无论未来走哪条路，完成大学学业才能带来更多选择，提升个人基础素养，为未来的路做良好准备。

职业选择并不仅仅是以个人的偏好为基础而做出的，与外界的社会环境如何产生作用，工作价值观、社会家庭背景，以及未来在社会上的自我定位，都是考量因素，其实晶晶是有认知高度的孩子，在内在的意识上她认同父母的想法。不少孩子的学业焦虑、学习障碍里隐藏了对父母的愤怒、自我的隔离、对前路的不确定性等情绪。当排除了外在的因素影响，一切才能变得更清晰和坚定。事实上，青少年的成就动机受到父母职业的影响，以及父母受教育程度、社会阶层的影响。父母对子女的成就期待和职业期望一方面会给孩子带来压力，另一方面也会带来无意识的内在认同。父母通过与晶晶交流感受，产生内在的交流，结束外化的冲突，才能帮助她控制焦虑，缓解内部压力，找到新问题的解决办法。

稳定心神，头脑清明

针对晶晶的考场焦虑，因为她有过一次香港实地的考试经验，结合现实考场的细节，如当时的光线、声音、桌椅等现实考场环境，我教了她稳定心神的方法（后文有详述）。另外，她自述大脑易晕沉，有时感觉不是太清醒，而且有偏头疼这些身体症状，左耳有气压感，大便有时不成形，舌有齿痕，脉沉细，这些皆为脾虚湿盛的常见临床表现。湿气重的人经常感觉自己没精神，头昏，身体沉重，容易累，这都是因为湿的特点是重着沉滞，是不好的东西。在脉象上也是这样，湿气把脉管压住了，所以脉象比较沉和慢。大部分湿气重的脉象都是偏沉细偏缓的。

为了方便湿气排出，我教她拉膀胱经。膀胱经是人体最长的经络，从后脑勺一直到脚后跟，它负责把人体肾脏里的精华物质疏散到身体各部，回收体内各处废物通过尿排出体外。多拉伸膀胱经有助于代谢，它是人体最大的一个排毒通道，身体中各个脏腑排出的毒素都要经过膀胱经排出，负责着身体的垃圾代谢、情绪代谢。晶晶的脖子也经常疼，看起来非常僵硬。当后脑勺的气不通，经络不放松时，脖子才很僵。如果你常常紧张、恐惧，你可能天天都觉得后脑勺、肩背僵硬酸痛。拉膀胱经，两腿成弓箭步，注意后小腿，脚跟应该触地，同时保持与小腿平直而不是 7 字形，也就是前面腿弯，后面腿绷直，尽量将后小腿绷直，那样才能拉到筋，平时头疼脑涨，绷几分钟就缓解，注意后脚跟不要离地。这个动作左腿右腿轮换做，几分钟就会有反应。

晶晶第一次在我面前拉膀胱经时，放了一个很响的屁，她很尴尬。我说："这是好事，证明气在走，千万别憋着。"站了 5 分钟后，她感觉从背部往上有一股热的感觉，直到头顶，头昏马上缓解，头部很舒服。我说："头部热气冲上去了，你继续拉伸膀胱经。"后来，嘱她在家有空就多拉拉。她在家里也出现了一些身体反应，如打嗝，耳朵疼，有股冷气堵在靠近嗓子的地方，连鼻子呼出的气都是凉的。这都是身体在排寒，是好的出病反应。

晶晶飞往香港去参加考试那时候，正好是预报有特大台风的天气。他们提前飞往香港，虽然天气恶劣，但她的心情是平静的。成绩出来后，她向我报喜，她的成绩可入美国前 50 名的高校，特意表示感谢。我教她的方法，她在考场就是那样用的，可稳定心神，十分有效。我在个案记录上写下：对于考前焦虑的心理治疗，一定要给予实际的应对技巧植入神经程序，以聚气敛神；同时考虑到她的身体状态，痰湿气郁，考试时头部湿重如裹有迟钝感，配合经络去浊开窍。

俗语说："灵机一动，计上心来。"如果能真正领悟透了这个"机"字，那么你的悟性就算是开了。老师教人，医生治病，其实就是在点拨你的这个"机"，让你的"机"打开。这个病机就是疾病发生、发展、变化的最关键因素。病机一开，人的病状就会显现出来，人就进入了"病"的恶性循环当中。和病机相对的就是"生机"，生机一开，人就会进入康复这个良性循环当中。实际上病机和生机是一体两面，是一对阴阳表征。病机开了，生机就关了；而生机开了，病机也就自然开始关闭了，这个就是辨证法。

任何治疗方法都是为了打开生机。

社交焦虑

个案实录：名牌大学为什么留不住你

仁仁（18岁）

仁仁以优异的成绩考入了一所985学校。他来见我时，却已经从这所优秀的学校逃离了快一个月，现在天天在家打游戏。在大学生活的每一天，他都感到煎熬，自述是因为不能适应离家的集体生活从大学退学。

他不想住在宿舍，同学们在宿舍纵声欢笑，他只觉得吵闹和尴尬。

下课以后的自主安排时间也让他别扭，他不习惯和同学们一起去食堂买饭吃。为了少和同学们交往，他宁愿等同学们都吃完饭了，自己再去食堂。

仁仁看到班上大多数的同学都会想逃避，为了不和同学打招呼，他会绕开大家通常走的路；看见有熟人迎面走来便会有窒息感，担心对方和他打招呼，就假装没看到。同时他又闪过一些念头："要是我低着头别人笑我怎么办，有看法怎么办？"

去上课之前想的是，他今天和谁坐在一起，和别人坐在一起会不会有话说，要是别人尴尬怎么办，在路上要是人很多怎么办。

这种情况最严重的时候已经影响到了他的日常生活，睡在寝室听到室友的声音都会感到不自在，似乎自己咳嗽一下都有点儿不敢。他不敢和任何人接触，那段时间看到人就想躲起来，躺在床上也很紧张，不知道自己该怎么办，该怎么走出去。这个时候，仁仁很怕别人叫他或注意到他："即使他们叫我，我也好像动不了似的，浑身的肌肉都很紧绷。"

仁仁在校园里总是感觉无助而心慌，终于，他在学校待不下去逃回家了。大学一年级是仁仁社交恐惧的严重爆发期，高中初中虽然也有这种情况，但他一直处在熟悉的环境中，而且大部分注意力都在学习上。更关键的是，仁仁没有单独去学校住宿过，没有集体生活的经历，所以高中时似乎还能应付得来。

有些同学认为他怪怪的，比如夏天三四十度的时候也坚持穿长袖衣服。他认为这样穿有安全感，虽然大热天穿长袖有点儿怪，但身上有裸露的地方他就会很尴尬。他明知自己的有些行为很多余，也自知无须害怕与同学相处，但事到临头又紧张不已。仁仁对此非常苦恼不安，甚至有点儿恨自己，经常紧张得满头大汗。

我见他时，他看起来清秀消瘦，脖子显得非常僵硬——长长的脖子梗着劲，整个人都动不了，放松不下来。仁仁的智商很高，温文尔雅中带了些文弱。他兴趣爱好广泛，看过不少常人不爱看的古典书籍，下得一手好围棋，这应该得益于他书香浓厚的家庭环境。

许多社交恐惧的男孩子背后都有个内向且不善言辞的父亲，然而仁仁的父亲却是开朗健谈、学识渊博，在自己的专业领域精益求精，是某科学院的博士生导师。

在仁仁的印象中，他父亲和学生们经常在书房里广泛交流，时不时地传来笑声。童年的仁仁是羡慕这些学生的，因为父亲很少这样与他和和气气地沟通，他甚至不太敢进爸爸的书房。有一次，仁仁鼓足勇气去找父亲，希望他陪自己去打会球，父亲敷衍着说："你自己玩，我正忙呢！"于是，仁仁越发不愿接近父亲了。

父亲对仁仁更多的是否定，觉得他不爱学习，求知欲不强。父亲因为工作缘故经常要去外地，父子俩的交流也是极少的，仁仁的学习成绩一直是中上等。但在父亲眼里，不拔尖的学业成绩不值一提。初中时候仁仁曾在奥数学习班中名列第一，他自己还挺高兴，父亲对此却不以为然。仁仁很在乎父亲对他的评价，但他知道自己离父亲的期望值还很远。

仁仁母亲也曾经劝过父亲对仁仁不要那么严格，但几乎无效。仁仁母亲性格开朗外向，而且心态很年轻，甚至有些可爱，有这个年龄段的女性少有的单纯和热情。虽然孩子辍学了，但她没有眉头紧锁，总是笑眯眯一副不发愁的样子。对于仁仁的现状，她没有埋怨和牢骚，总让仁仁多多学习，希望能做出改变。

我每次见她，她都穿着得体的裙装，戴着漂亮的帽子，美丽而优雅。她把仁仁照顾得很周到，总是努力逗孩子开心。仁仁说妈妈是他眼中最勤劳的女性，她把家里收拾得一尘不染，桌子上总有她为仁仁削好的水果和插好的牙签。正因为这样，仁仁也喜欢干净整洁的环境，甚至有点儿洁癖。他像个小少爷，习惯了母亲为自己服务，自己没有生活自理能力，非常懒惰，四体不勤。他习惯和依赖母亲的温柔、周到和包容，在学校生活时根本无法适应男生宿舍大大咧咧的气氛、脏乱的环境以及满屋的臭脚丫子味道。上大学以后，衣服换下来他都不知道洗，他习惯雅致洁净的生活，习惯妈妈的轻声细语，学校宿舍生活却截然不同。

　　他同样也从母亲那儿继承了谦和有礼且个性胆小的特质，与人交往时非常谨慎，和同学们的相处让他觉得不安全，不敢和同学们走得太近，尤其是一些调皮捣蛋的男生。在高中时，他喜欢班上一个女同学，这位女生和他都是围棋班的学员。他在追这个女孩之前想了很多，觉得自己的棋艺在整体学员中是最好的，所以女孩应该对自己有点儿好感。然而当他鼓起勇气向女孩表白后，女孩子说自己不喜欢他。他的那封改了无数遍的情书，被班上一个男同学发现后，在班上大开玩笑，并且传阅给其他同学，这让他觉得很丢人，从此更加自闭，干脆尽量不与同学交往，而且，比他优秀的同学让他觉得自卑，不优秀的同学他又看不上。

　　仁仁父亲对于孩子的很多情况不太了解，也没有太多兴趣去了解。孩子5岁前，他大多时间都在国外搞研究，回国后也经常出差。他说仁仁从小性格太内向，半天也说不出几句话，他没有耐心启发孩子和自己多做交流。他总说自己是"民主管理"，其实是情感疏离。

　　学识渊博的父亲让仁仁体会到强烈的自卑和压力，细致温柔的母亲又让他很有依赖性而且优柔寡断。这对看起来完美的父母错就错在他们太过完美：父亲期望很高，觉得这个小孩远没有达到他心目中的理想，所以一直持否定态度；母亲心细如发，只要孩子学习，其他生活琐事一应全包，对孩子很是宽松。

　　对于仁仁来说，很幸运的是，他的父母以及他本人的认知能力都较强，而且悟性好，这样的个案治疗有时候是令人愉快的，治疗起来匹配度高，治疗周期进展得比预想的要顺利。就算他是我的治疗对象，也丝毫不影响我对他的欣赏。我遇到过不止一个像他这样比常人更优秀的少年，出现了所谓的精神心理方面异常的一些表现，他们只是在生活中暂时遇见了困难和人生课题。在治疗工作中和他们相遇，让我感到荣幸，这样的相遇不仅仅是一种治疗，也是一种让我感受孩子灵性的过程。心理上的问题并不能掩盖他们内在的光芒，不过灵性再高，他们还是要跨越和超越"现实"这个关卡。

特此一提，仁仁考上的大学还是重点大学，这再次提醒我们：学业优秀只能证明孩子的学习能力，别的什么也证明不了。生活是本复杂的书，光要求会学习、考高分是不是有点儿把生活看得太肤浅了呢？高分、高能和高志才是孩子们努力的方向。

青春是慌张的。当你不再慌张时，青春也就没了。在青春期社交障碍的你，其实是应景的，面红耳赤、不敢对视的青涩模样，也是青春的一种美好。

仁仁在治疗结束时，送了我一封感谢信，上面有这样一句话："生命的血源因自然而滋润，自然的本源因生命而光辉！"祝福他返回大学把学业和未来的事业坚持到底，让他灵性的生命和这伟大的自然交相辉映、大放异彩。

治疗记录

爱，需要学习

我们知道家庭系统的平衡是第一原则，但是有时候倾斜也是一种平衡，只不过形成的是一种畸形的平衡。我们在生活中会看到一类母亲，她的角色感特别强，那么父亲在孩子成长的过程中就被弱化了，甚至游离于家庭的亲密关系和教养关系之外。

仁仁母亲在家庭关系里面并没有咄咄逼人去排斥父亲的参与，但父亲自身的工作和在亲密关系中的主动疏离，让母亲不得不承受更多，父亲则更多地在家庭外游离，母子俩只能相互产生更深的依赖。母子之间没有缓冲地带，而这种有信任感和感情基础的缓冲地带在亲子关系中非常重要，这就是"父亲"——他可以成为一个缓冲空间，成为仁仁的另外一个支持空间，可以为孩子提供情绪价值。那么，当孩子有情绪问题，或者是当孩子有了与母亲不一样的想法的时候，可以与父亲产生联结，得以缓冲与母亲之间的冲突。

仁仁对妈妈一直以来的包办一边反感，一边根深蒂固地接受。他对我说："有时候觉得她真的好烦呀！"但他的行为不会过分，更多是用沉默以示反抗。在妈妈的温言软语劝说下，他有时会放下游戏去玩玩围棋，有时会一声不吭跑去网吧，不理会妈妈。妈妈去网吧找他，他也会跟着回家，这种不稳定的生活状态一直持续着。

关键是父亲这个缓冲空间还可以为他提供能量价值。在仁仁的成长中，父亲是他的一个情结：仁仁崇拜敬重父亲，又怕他、怪他、疏远他。仁仁的母亲在生活方面把他照顾得无微不至，导致仁仁没有发展出有力量和负责任的品质。尤其对于男生而言，他们通常渴望有一位专注的、关心他的父亲带领他进入成人期。这个阶段，男孩内心更渴望的是父亲，所以会更多地拒绝母性权威。如果父亲缺席，这时处于青春期的孩子就会陷入两难的境地：一边是想拒绝长期依赖的母亲，另一方面渴望的父亲却缺席落空，结果只能陷入无助。

尽管仁仁的母亲非常渴望帮助孩子克服现实的困难，但我对她说，现在她能使上劲的做法就是"不使劲"，从仁仁的个人生活中后退，让父亲前进。作为男孩的妈妈，在孩子青春期时心里的确会不好受，要做好思想准备调整自己的心态。男孩只有脱离对母亲的依赖，与父亲更靠近，才能成长为男人。这个重要的成长话题要更多地靠父亲的引领，由父亲带着孩子往前走。在原始社会，青春期的男孩没有这种苦恼，因为他们的父亲都会带着他们去打猎，教会他们力量、勇气和征服。对于男孩来说，他们能从父亲那里模仿、学习"男子汉的气概"；女孩则从父亲那里学习与异性交往的经验。

当仁仁的个人力量在壮大，外界对他的刺激就会减弱，而且他在人际交往中感到的各种压力与家里父亲给他的压力是同源的——父亲过于严厉，追求完美，总是轻视孩子和拒绝孩子。父亲要形成权威感，对孩子进行有效管理，但这是建立在能赢得孩子信任的基础上的。父亲不能自我感觉良好，高高在上，让孩子望而却步。即便权势倾人，对孩子而言这也不叫权威，而是距离，孩子在这样的家庭中很难获得尊严感。

父亲说起仁仁只是一脸的"家门不幸"，他没有意识到自己对仁仁的否定只会加深儿子的懦弱和自卑。我半开玩笑问他："你一年到头在野外搞动物研究，都和动物培养感情了，拿什么时间来和儿子培养感情？你那么有力量，可孩子为什么这么无力？"

我让仁仁父亲说 3 个儿子与他相似的优点，他许久没想出来。我接着说："咱换个问法，说 3 点你喜欢他的地方。"他还是没有答案，我又问："你第一次看见仁仁的时候，他什么样？"仁仁父亲的脸突然生动起来，眼里闪过一丝温柔："哦哦，他很可爱的，胖乎乎的、沉甸甸的，刚生下来就有不少头发，头发还挺黑。"

他开始碎碎念地回忆起来，他终于不像个大教授了，像个父亲。

他慢慢回忆起初见一个可爱的婴儿时，被小生命一瞬间征服。我帮助他拾回往日的情感，帮助他进入更深的一些生命体会。

其实，我们可以在哪些方面、多大程度上信赖所谓的"高级知识分子的思考"呢，有时不如干脆捉捉蝴蝶玩玩草木鱼虫，破了那些个条条框框，这样，生活似乎更宽阔些。习惯用脑，用所谓的知识来支撑和武装自己，终归难以超脱现实。人生的问题不是仅靠理性思考就能解决的，世间万物皆有情。把心打开，一定是有天地和自身的体会，山水风物，四季轮回，才能获得更深层的生命观。生活琐事，皆为风景，心灵的温度无法被抄袭，不可被替代。

随着年龄渐长，我们意识到亲密关系的重要性，这是人生圆满的重要本领之一，甚至超越了工作和成就本身的内涵。尤其是到了年老的时候，工作离我们远去，证明我们有多聪明的机会越来越少，需要我们展现更多的仁慈优雅和善解人意。

以上是我对仁仁父亲咨询的大概内容。仁仁父亲理解到，他需要重新学习如何去爱，他主动要求回家继续思考刚才没答出的问题。我接着笑说："这比科研课题还难吧。"事实上就是这样，对于高智商人群，有时事业有成比有高质量情感关系和满足更容易获得。读"人"比读"书"更难，亲密关系深刻却又令人生畏。爱，需要学习。

当父亲意识到，真正应该惭愧的不是仁仁的脆弱和对社会无从适应，而是他在孩子的成长教养中无所作为，同时也造成仁仁母亲个人生活的孤独，他才能有改变的动力。

他意识到自己原来是个不合格的父亲和丈夫，只是一味陶醉于自己的教授身份，对于工作如此兢兢业业，却吝啬于在家庭中对母子俩付出时间和精力。当你非常忙碌，日程表排得满满的，就会发现自己根本没有时间爱上一个人。但你可能会安慰自己不要在意，甚至认为自己不需要感情，也没必要浪费时间投入太多的情感在家庭生活中，宁愿更多地去谋求社会认同，不愿更多地去经营自己的家庭。可是人要完全弄懂自己并不是件容易的事，你根本不知道和家人一起相处，你将收获更多。你不仅仅是陪伴和为家人付出，所有人都将从与他人共有的亲密关系中获得心理滋养，而这样的滋养很难存在于你的工作伙伴关系中。

我在家庭治疗中引导父亲和仁仁重新产生联结，而且由父亲主动去发起联结。我还是把前面的题目摆在仁仁面前，向仁仁父亲抛出来，他超额完成了，说："一是外表很像我，高，帅；二是像我一样爱看书；三是都是读书时理工科成绩较好；四是围棋下得不错。"仁仁竖着耳朵认真听，还紧张地咽了咽口水。这是他第一次正式听见父亲对他的正面评价，仁仁父亲并不是那种会说假话、不真诚的家长，他说的这些内容，就是我希望他从内部世界寻找的内容。通过父子的这种连接，才能把仁仁和这个世界连起来，父亲归位，把他心里的"空"填上，从家庭的父性功能中获得力量。仁仁的自我内在评判不再是悲观的，父亲终于能把工作的认真劲儿也用在家庭方面。我提醒他和孩子交流，他就认认真真地交流。对仁仁这样的"闷葫芦"要付出更多的耐心，不要指望在短时间内就有效果，父母尊重孩子，对孩子的肯定，是让孩子获得自尊和信心的有效路径。后来仁仁父亲对我说："没想到这个孩子，棋艺长进了太多。"我心想："可不，你总共和孩子下过几次棋呢。"我说："给自己时间去了解自己和了解孩子吧。这不仅是孩子的需要，也是你的需要。恭喜你走进生活。"仁仁父亲像个大男孩似的笑了笑。

德国心理学家弗罗姆说："父亲虽然不能代表自然世界，却代表着人类存在的另一极，那就是思想的世界、科学技术的世界、法律和秩序的世界、阅历和冒险的世界。父亲是教育孩子、向孩子指出通往世界之路的人。"

学会断念，促进性健康

仁仁的社交焦虑是从上初中的时候开始的。慢慢地，他发现自己不敢跟人说话，有时候去商场买东西都不敢讲话，尤其怯于与人对视，说话时不敢看别人的眼睛，目光躲闪，有时候跟老师说话或者上台讲话不自觉地就会腿抖。在治疗中，他慢慢回忆起，也就是在那个阶段，受网络的影响，仁仁开始有自慰的经历。

自慰这件事，对青少年的影响还是很常见的。一般来说，如果不是过度频繁，它对人体的影响是有限的；但如果过度了，整个人的状态就会出问题。所以，频繁自慰、损耗肾精之后，一方面，人的精力会下降，注意力涣散，容易疲乏；另一方面，也会心神不安，眼神里总透着一种慌乱的感觉，不安定，不踏实。这种心神不安的状态，其背后的原因，就是肾精的过度损耗。因为肾精亏虚，不能滋养心神。我们总说精神，是先有精，再有神的，精是神存在的物质基础。

另一个方面，自慰本身，往往也会给人的心理带来不小的负担。仁仁就有羞耻感，有"我脏脏的"负面压力，总感觉自己做了坏事，同时也包括对身体的担忧。

长期频繁的自慰，给仁仁带来了很大的心理负担。他觉得很羞耻，对自己的行为有负面感受和评价，觉得自己肮脏，更加导致自信不足，性格孤僻，带来心理上的冲突。

根据《金赛性学报告》中的数据统计：被调查的 5300 个男性中，有 5100 人有过自慰行为。全体男性中 92%~97% 有过自慰行为。

需要引起关注的是，与从前我在临床上所见青少年个案的身体健康情况相比，现在的一些青少年有提前肾虚的症状，这和网络的不良影响有直接关系，来自视觉的性刺激通过各方面的途径进行渗透，更容易扰动青少年的情绪，而他们需要花费更多的精力来处理身体本能的冲动。

古人的夜生活远远没有现代人这么丰富，他们每天接近大自然，生态平衡，饮食健康无污染，也没有色情图片、网站、视频可以看，睡眠也更充足。现代人比古人多了电视机、电脑、网络等，各种五花八门的信息刺激，眼睛整天不闲着，耳朵不闲着，心里也不闲着。所有这些不间断的刺激，不断消耗着我们的神经能，透支着生命活力。

我接触的个案大多集中在青春期，而青春期的性话题，是一个重要的治疗主题。有时候这个话题是撬动起整体治疗的杠杆，决定了治疗的进展，身体的认同和自我的认同有着重要的联系。我去给家长上课时发现，其实现在的父母意识比 10 多年前提升了很多，这个话题也是大家关心的。总体来说，对于青少年的性教育，我们应该集中于生命力、创造力和爱，而不是完全形而下地关注性生活、性感受和性关系。

然而，对于青少年，戒掉已经形成的习惯并不那么容易。我对仁仁说："我首先教你学会断念。做一个体验没有念头的练习，让你感受一下没有念头的感觉到底是什么样的。"

第一步，我让仁仁做俯卧撑，做到最后一个也做不起来的时候还要用力撑起。我在旁边给他指导，在他实在是下去了上不来，竭尽全力坚持的最后几个，让他想象和意识到这个用力撑起的过程："你是不是有念头？"

仁仁能感受到只有用力且"一念不生"，我让他记住这种感觉，而且每天花时间多感受多记忆这种无念头的概念，把这种感觉熟悉起来。他不需要保持住这种感觉状态，只需时不时地感受一下，做到非常熟悉无念头的状态。

这一步做对了，知道这种无念头是什么感觉，你才能在断杂念的时候知道自己断没断掉，同时也可以在念头起来的时候立刻知道自己起念了！

第二步，体验断念的练习。我们其实每天并非一直念头不断，而是在念头杂乱出现的时候会偶尔夹杂无念的状态，但是我们往往不注意观察这种状态的变化。我让仁仁有意联想一件事情，可以想一个人、一首歌、一幅画，甚至某段电影的画面都可以，然后心中默念"停"，立刻停止这个联想。方法对了，他就会知道停止一个念头的那种感觉和过程，停止后和上面第一种方法体验没有念头那种感觉是一样。练习到熟悉这种感觉和过程，直到最后不需要"停"辅助，你也可以停掉念头。

这种方法有助于我们对内在的观照，不仅适用于仁仁的性健康问题，也适用于他在社交时对诸多杂念的即时切断，适用于杂念丛生、情绪纷繁时的自我处理。但这需要多加练习，调动起自己"控念"的能力。当我们越去练习，越能发现自己对环境和自我的自控力的增强。我们要学会控制念头，而不是让念头来控制自己。

仁仁是个认真的人，他相信这个练习可以让他掌控自我，对这种方式的练习他有一些新奇的体验，他也很渴望实现戒掉自慰的目的。我嘱咐他不用着急，每一步至少花15天左右时间，每天多感受多记忆这种无念头的概念。要把这种感觉熟悉起来，懂得没有任何念头挂碍的感受，类似明心见性，不被固有认知带出的各种念头所束缚。练习时，仁仁不需要时刻保持住这种感觉状态，只需感受就可以。

当然，不同的人在练习中的感受会有差异，悟性更高的人会有更多的收获。

在仁仁的生活中，一定要加入积极主动的常规性运动项目。每天早上他和父亲都去跑步，这样能够把个人精力有效整合。通过运动使阳气充沛后，他反而不会把更多的注意力放在简单的性刺激上，同时坚持练习断念，找到内心真正自由的感受。仁仁说他整个人就像是回到了小时候，感觉很纯净、很愉快，不需要发生什么特别高兴的事情，很自然就愉快。那些从青春期以来接触的"过度自慰可耻"的不洁想法都从心里丢出去了，再也不去想了，他能和小孩子一样拥有简单的开心。杂念少了，就像扔掉了大脑里的垃圾，能带来清明之感。

劳动才能成为男子汉

现在的大部分孩子很少有吃苦的机会，意志品质和自我控制能力普遍较差。仁仁的身体素质较差，看起来总是精力不足的样子，平时基本不做什么运动，在家也从来不参与家务劳动。缺少运动使他的身体动作显得呆板，不太灵活。坚持运动和锻炼，是感受力量的最基本的方式。

无论青少年出现了什么心理问题，我们不要率先给他们扣上"心理疾病"的大帽子，要先了解他们生理上出现的异样的感觉。对于这些感觉的处理，首先需要有健康意识，过分安逸的生活，也会让人焦虑。与其被情绪裹挟或在胡思乱想中漂浮，不如在劳动的直接性或者运动的愉悦性中去体验生活，一个被娇惯的孩子不仅不会觉得心满意足，反而会觉得身体和灵魂都处于静止状态，滋生无意义感。

当我们有了健康意识，更要有健康的行动。让青少年从当下的事做起，这就是身体力行。家务劳动不仅是种运动，而且是培养家庭责任心的行动，从孩子小时候，就要培养其做家务的习惯。仁仁从小到大都没有机会做家务，别小看简单的家务活，现在很多孩子都有拖延的毛病，而拖延一般都伴随着四体不勤。不做家务的孩子比较慵懒，整个人的状态低迷，干点儿活就能让气血激荡起来。如果仁仁从大学里退了学，回家继续享受着母亲的生活照顾，这就是纵容和弱化他。仁仁母亲要克制住自己近 20 年以来形成的悉心照顾孩子的惯性想法。在我的指导下，他们签订了协议，仁仁必须承担对于家务方面的责任，从而萌生照顾母亲的一些想法。

家务活的背后意味着习惯、勤力、对家庭的责任心，要想培养一个人的责任心，关键是让他"付出"：一个公司让员工付出，会让他对公司更有责任心；对于孩子，让他为家庭付出，做力所能及的各项事务，在每个年龄段都有可以做的事情，从拖地到洗衣洗碗，慢慢地习惯成自然。

安静的力量

社交是向外连接，独处是向内升华——一个是接受外界信息和丰富人生的方式，一个是面对自我的精神世界的自得其乐。仁仁天然的个性是偏安静的，他擅长内在思考，他并不需要改变自己成为一个外向活泼的人。首先，我们要认可仁仁有安静的能力，这种能力也并不是想有就能有，不少人不能忍受和自己待一会儿。有些人的社交焦虑是渴望扎进人堆里，羡慕那种可以呼朋唤友的人。

仁仁擅长独处，他大部分时间并不感到孤独，因为他的精神世界是充实的。他可以一个人看书，一个人吃饭，一个人看电影，这是他需要安静的一种主动选择。当仁仁明白自己的安静是一种能力，是一种好的心理资源，可以善加利用时，明白原来独处不是一无是处时，他很高兴，他更坦然地接受自我，不再用异样的眼光过度看待自己的个性，明白社交和独处是可以共存的。

比如他独自去图书馆学习，朋友拉他打游戏也会直接拒绝，这种不受他人意志干扰的独处，也是一种难得的自律。

每个人一生中真正的朋友，必然是很少的。如果朋友很多，那么社交质量肯定会大打折扣。对谁都很好的人，可能对谁都不好；跟谁都能打成一片的人，也许从来没有试着真心交往。

一方面我肯定仁仁的内在独立性，让他尽可能地用在提升自我上；一方面我鼓励仁仁试着和他人交往，用在寻找和吸引那一两个和他最投缘的人上。他说班上有个同学也下围棋，我说："那太好了，你可以和他切磋棋艺。"我鼓励他和那个同学联系，交往了几次之后，仁仁感觉不错。我又让他放下心理包袱，直接告诉对方自己在人际交往上有障碍，但和他在一起之后好多了。当仁仁有勇气说出来时，就不用担忧自己的行为与他人格格不入。适当程度的自我暴露是一种疗愈，可以释放紧紧藏着秘密似的心理压力。

一个知己好友，远胜过一百个泛泛之交。

在这方面，我还建议仁仁父亲和孩子进行更多的深度交流，启发孩子的逻辑思维。可以跟他进行一些哲学和理性层面上的人生规划、人生大道理的探讨。这就像圆了仁仁的童年梦想，他终于可以坐在父亲的大书桌前，听父亲娓娓道来，近距离真切地感受父亲学识的渊博，听他谈谈在野外做研究的一些趣事，对父亲有了更深的了解。这使得父子的情感关系有了厚度，父亲足以成为仁仁的榜样，父亲对他敞开胸怀的接纳，让仁仁觉得这个世界向他展开了更广泛的意义。当仁仁说着与父亲的崭新关系，脸部肌肉很放松，虽然表情还是些许不好意思的羞涩，但真的很可爱。对他的治疗，我没有刻意地教他套路式的社交技巧和训练，他只要放松一些，力量增强一些，对外界再有兴趣些，一切都能应付得来。那些所谓的技巧并不重要，父母对他的情感支持足以让他向世界迈开脚步。

社交恐惧，让仁仁真正成长起来了，也让他的父母成长了。

后来随访时，仁仁父亲告诉我，我曾经对仁仁说过的八个字，他用毛笔写在书桌前。

起心动念，斗转星移

这孩子……真会抓关键词！

疗愈课堂

焦虑从哪里来——不断上映自己被疯狗追逐的画面

无论是显而易见的外部身体创伤，还是悄然潜入的精神刺激，它们同属"应激"，最后殊途同归，到达的都是下丘脑这个地方，引起下丘脑—垂体—肾上腺系统的激活，促使肾上腺释放出以皮质醇为主的糖皮质激素。

如下图所示，愤怒、恐惧、忧虑等情绪方面的应激源，均通过

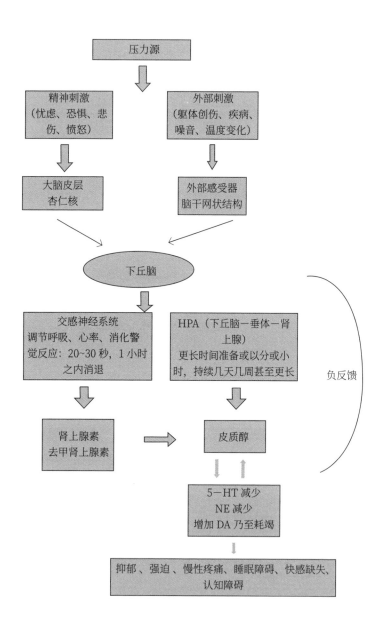

大脑边缘系统的杏仁核来做出反应。而身体创伤、剧烈湿度变化等应激源，则通过外周感受器传入冲动，引起脑干网状结构的上行激动系统的兴奋，从而引起下丘脑的兴奋，激发促肾上腺皮质激素的释放，继续作用于肾上腺皮质，促进以皮质醇为主的糖皮质激素的分泌。

身体伤害或情绪刺激都是压力，都将到达下丘脑，它们也都将在身体里分泌同样的化学物质——即俗称"压力素"的皮质醇或肾上腺素，只是进入的渠道不同而已。

这使我们的思维扩展开来，了解到压力会以各种形式进入我们的身体，而且许多是我们看不见的，或者说大部分的压力是看不见的压力。现代社会的躯体外伤伤害是十分有限的，而情绪压力却比比皆是。

我们把皮质醇称为压力素，就说明它是个不良分子？其实不然，皮质醇的主要用途是在紧急情况下，帮助我们把体内贮存的能量转化为适合立刻使用的形式，压力状态下身体需要皮质醇来维持正常生理机能。如果没有皮质醇，身体将无法对压力做出有效反应。

若没有皮质醇，当狮子从灌木丛中向我们袭来时，我们就只能吓得目瞪口呆、动弹不得。在这样的情境下，我们必须"紧张"起来，借由积极的皮质醇代谢，身体能够启动起来逃走或者搏斗，因为皮质醇分泌能释放氨基酸、葡萄糖以及脂肪酸，它们会被输送到血液里充当能量使用。

皮质醇帮助我们把体内积蓄的潜在力量调动起来保护自己，

让我们的肌肉变得有力量，注意力更为集中，以应对险境。从这个角度而言，这完全是有利人类生存的重要人体功能，但如果我们经常在生活中面临类似"猛虎冲向我""疯狗在后面追我"的紧张感时，将毫不留情地往外透支着能量，也就意味着要时不时地调动宝贵的潜能，那么体内能储存多少元气供我们这样无度消耗呢？

焦虑症是不能自控的过度紧张，无穷无尽的担忧、怕死、怕疯、怕抑郁、怕失控，导致我们的身体不断处于应激状态。大多数时候，人们第一次恐慌发作都是高压期，对压力敏感的青少年更加脆弱。出现恐慌症状是指大脑错误地激活了"或战或逃反应"，身体启动全面危机反应模式，对危机感采取过激反应，这其中的身体反应就是焦虑症所感受到的。例如，心率和呼吸加速，为肌肉提供更多的血液和氧气以更好地进行战斗或逃跑。头痛、手脚发麻，都是生存反应造成的。恐慌发作时，会有虚拟感、虚脱感、害怕失控、发疯或者对死亡感到恐惧。显然，如果你不知道自己的身体发生了什么，那么经历一次恐慌发作（甚至只是经历过类似症状）会让你非常害怕，甚至完全失控。

焦虑是一种很深的恐惧状态，恐慌发作是身体对极度恐惧的突然反应。恐惧感的激增实际上是对我们认为的真正危险事物的一种自然反应。只不过这就像个哑炮，会让人感觉很不舒服，但是没有危险，而且恐慌发作也不会让人发疯或死亡。要让孩子了解这些感受，即使很强烈，它们也会在短时间内自行减弱。

像许多疾病一样，焦虑症容易受家族遗传的影响。有些人天生更容易焦虑，如果父母中有一位患有焦虑症，孩子患焦虑症概率是父母没有患焦虑症孩子的 7 倍。大量研究表明，父母的焦虑、抑郁情绪可以影响到孩子的情绪。一个人的情绪可以通过原始性、无意识性的模仿–反馈机制来与另一个人的情绪保持同步。也就是说，当孩子觉察到父母的消极情绪时，便会在无意识中对其进行模仿，并在模仿过程中激活相同情绪活动的神经表达，从而诱发直接的情绪感染。

实际上，所有人都会在生活的某个时刻感到焦虑。毕竟，生活中确实有许多让我们焦虑的理由，我们也需要一个预警系统来提醒自己周围有危险，来保护我们的安全。而作为疾病的焦虑症和抑郁症，和一般人轻微、偶发的"心情不好""好丧"是有本质区别的。焦虑情绪你可以转移或者克制，但是焦虑症会无缘无故、随时随地、不受控制地发作，身体上也会有强烈的失控感、惊恐发作和痛苦体验。焦虑就像一套过于敏感的报警系统，总是误拉警报，让我们心神不宁，并使我们在没必要焦虑时也感到惊恐害怕。

通常引起青少年焦虑的日常主题有：社交活动、体形容貌、网络沉迷、公共演讲、家庭压力、学业成绩、健康问题等。

青少年常见焦虑类型有：社交恐惧、广泛性焦虑、分离焦虑、广场恐怖症，以及躯体伤害恐惧。同时要注意到，孩子破坏性或自伤的行为往往是在掩盖焦虑，包括把自己挠出血，拔自己身上的毛发，或者抽烟、吸毒等让父母和朋友都非常担心的做法。青少年一些不健康和有危险的强迫行为，都是焦虑的一些表现形式。比如个体先是感到焦虑情绪，接下来就有挠抓自己的自伤行为等，正是焦虑情绪激发了这些冲动和不健康的行为。

焦虑是一种情绪，是生活中非常必要的一种情绪，是面对威胁和心理应激的正常反应，是一种重要的生存本能。适度的焦虑有助于问题解决。但是，当个体的焦虑程度过高，在不适当的时间频繁发生，或长时间持续影响正常生活，那么这种焦虑状态就是疾病状态，会带来强烈的情绪痛苦、躯体症状或严重的回避行为，这就是病理性的焦虑。

很多人都有轻度焦虑，但不一定能构成焦虑症，所以在生活中出现焦虑情绪的时候，要及时做好自我调整。如果不进行心理干预的话，焦虑很少会自动消失，通常会越来越顽固，导致情绪的极度痛苦或者回避，如回避上学、回避社交、回避生活，而且很难自愈。

青春期孩子的焦虑和恐惧感大幅上升，其原因主要是大脑急剧发育所致。一般来说，青少年会有更多的焦虑和恐惧感，而且他们比儿童和成人都更难学会如何处理恐惧和焦虑，这和青少年的大脑结构正在发育是有关系的。

在青春期，大脑的不同区域和神经回路发育成熟的速度是不同的，这是因为处理恐惧感的大脑回路——杏仁核区发育成熟得比较早，超过了前额皮质（负责推理及执行控制的区域）的发育速度。这就是说，青少年的大脑更容易感受到焦虑和压力等情绪，但在冷静推理方面却发育滞后。

你可能会奇怪为什么会这样。既然青少年的大脑对焦虑有这么大的容量，他们又怎么会那么喜欢猎奇和冒险？这两种特点看似相互矛盾。神经学家对这个问题的部分解释是，大脑的奖赏中枢和恐惧回路一样，要比前额皮质的发育成熟早。

在一项运用脑磁共振成像进行的研究中发现，当青少年脸上出现害怕的表情时，和儿童及成人相比，他们脑部的杏仁核区会出现夸张的反应。可见，人在青春期阶段具有相对强烈的恐惧反应，而且不容易学会怎样才能不恐惧。

杏仁核是深埋在大脑皮层下的一个区域，主要用于对恐惧做出判断和反应。它向前额皮质发送并接收信息，在我们还来不及想时就提醒我们注意危险。想想在你外出游玩时，突然看到草丛里好像趴着一条蛇时，瞬间产生的肾上腺素激增。这种瞬间产生的恐惧感就是杏仁核区做出的反应。过了一会儿后你又绕了回来，重新查看那个东西，而这次你的前额皮质会告诉你那不过是一根无害的棍子。

大脑发育的滞后，会影响青少年对焦虑症的认识，并对医生如何进行治疗有着巨大的影响。它表明焦虑的青少年其前额叶皮层更可能不愿意做出正确的决策，去理性地接受心理咨询或治疗，去学习如何应对焦虑情绪，比如大量用于青少年治疗的认知行为疗法。

更容易焦虑的人格特质包括：好胜、完美主义、特别害羞、有自卑倾向、过度自我关注、道德责任感强、害怕失败、控制欲强等。

如何识别焦虑症——生理、认知、行为三大特点

身体紧张

◎ 胸闷，呼吸短促，心跳加快，呼吸困难。

◎ 视物跳跃，有光斑或者噪点，眼前发黑。

◎ 肩颈僵硬或疼痛，头晕脑涨，头沉头重如裹。

◎ 背后发毛，起鸡皮疙瘩。

◎ 喉咙发紧、发干或疼痛。

◎ 手脚麻木或刺痛、震颤，不受控制，身上肌肉莫名跳动。

◎ 肠胃不适，恶心或腹泻。

◎ 尿频尿急。

◎ 手心或身体出汗。

◎ 容易疲劳。

◎ 失眠多梦，易惊醒。

◎ 容易感冒发烧。

◎ 睡觉磨牙。

认知偏差

自我否定：不自觉地贬低自己，自信心降低，认为自己对于任何事都没有把握，怀疑自己的实际能力，做事常常犹豫不决。

极端思维：不是好的，就是坏的；不完美，就是失败；不安全，就是危险。

过滤积极：只看到消极影响，忽略积极影响，积极事件发生时认为是应该的；总认为"我似乎很容易犯错，很容易把事情弄得糟糕"。

感情用事：跟着感觉走，以情绪和感觉做判断，忽略客观事实。

灾难化：担心最糟糕的事情会发生，而结果有可能是最坏的结果。

聚焦自我：希望别人都喜欢自己，或过度关注自己的各种表现。总感觉危险在逼近，整天焦虑不安，想要相对安全的环境。

敏感：对于周边事物过于敏感，有恐惧心理，随时准备逃离。

高度关注：对自己的身体变化高度关注，容易产生疑病观念，或者症状躯体化。

失控感：自我失去控制，好像要发疯，或即将死去，或即将失去理智，伴有强烈的恐惧感。

逃避：特别是在面临大型的考试或者做重要决策时候，总是贬低自己，没有自信，有种时刻准备逃避的感觉。

强迫思维：知道有些念头对自己不利或者不真实，但无法控制大脑中这些念头的循环。

行为异常

◎ 神经紧张，惊恐发作。

◎ 逃避压力，寻求安慰。

◎ 害怕变化，犹豫不决。

◎ 坐立不安，瞻前顾后。

◎ 性情烦躁，暴躁易怒。

◎ 注意力难以集中，警觉心重。

◎ 对气味和声音特别敏感。

逃避焦虑会带来更多焦虑

焦虑会造成心身的不适感，当人感到不舒服时，自然就想尽快缓解这种不适，就会自然逃避一些焦虑引发的场景，比如不去参加聚会、不在公共场合演讲、不去考试等。

逃避行为在短期内或许会起作用，但长远来看却会适得其反。当回避成为一种习惯后，想要再去面对已习惯回避的事情，会变得更加困难，也很难跨越。逃避反而导致焦虑症状恶化。例如，考前焦虑者由于焦虑而不去复习参加考试，错过了宝贵的学习机会。他将很难再鼓起勇气面对考场氛围。

为了尽量保证内心的安全感，焦虑的青少年通常没有勇气尝试新的挑战，随着时间的推移，这种逃避模式会严重地影响他们的身份认同、自信以及技能发展。严重的逃避甚至会使青少年脱离正常成长轨道，在生活中的重要领域落后于同龄青少年。一个人如果总是想避免一切让自己感到不舒服的事发生，就无法体会到生活的多姿多彩，也无法感受到完整充盈的人生，忽略了生活中应当承担的责任。

一旦焦虑情绪发展为焦虑症，青少年就有患上其他精神障碍的风险，尤其是抑郁症。青少年焦虑存在并发性特点，共病被界定为同时发生或存在一种以上的障碍。在临床样本中最普遍的是焦虑障碍之间的泛化和共病，其次是焦虑与抑郁共病。青春期的焦虑障碍导致随后发生抑郁的可能性较大，而且广泛性焦虑障碍与抑郁在症状学上有许多相似之处。

从长远来看，越逃避，就越难摆脱焦虑。因为逃避了，孩子就无法知道自己逃避的情况并不危险或无法忍受。再者，任何行为一旦得到回报都会自然而然更加频繁地发生。如果逃避害怕的事情能带来很大程度的放松，逃避行为往往会得到回报。例如，父母会代表有社交恐惧的孩子与老师谈话，或者帮助害怕细菌的孩子转动门把手。逃避的孩子无意间就有了再次奖励，受到他人的关注、安慰、帮助，或家长减轻孩子对学业的责任等。

父母的焦虑管理

父母的养育方式已被广泛证实与孩子焦虑发展有关。家庭功能越差，个体的焦虑问题越多；家庭功能越好，个体的焦虑问题越少。父母过度控制是促发儿童焦虑症的关键因素，父母的过度控制不仅会向孩子传达威胁和危险无处不在的信息，并且会通过限制孩子独立探索环境和应对威胁的机会损害孩子的自我效能。相反，给予孩子自主权和采取挑战性育儿方式，鼓励孩子适度冒险，有了挑战困难和生活的勇气，儿童青少年更不容易被焦虑困扰。

另外父母要检视自己的生活态度和人生状态，看看自己是否处于中年危机、婚姻危机等生活困扰之中。如果你的心脏总是跳得比别人快一拍，哪怕是在银行排队或电话占线这样简单的事，也会使你心跳加速、呼吸短促，那你就需要考虑自我调适或寻求专业帮助来事先处理自己的焦虑情绪，增强对焦虑反应的认知，处理自己的情绪问题并为孩子树立榜样。否则，在父母自身焦虑管理混乱的情况下，在面对孩子的焦虑爆发时，更不容易保持冷静，而父母的手足无措只会令孩子的焦虑加重。

我多年来的治疗实践表明，单独教父母或是单独教孩子如何减压，消除不必要的焦虑，效果并不理想。只有让双方一起参与，父母也来练习，效果才会更好——特别是母亲，因为对大多数家庭来说，孩子教育的主要负责人是母亲。太多的母亲自己就非常焦虑，事实上，父母对孩子最深远的影响是保持自己情绪的稳定。

无效应对焦虑的方式：安慰、忽略、建议

如果孩子患有焦虑症，父母最常做的事情之一，就是向孩子保证一切都没问题，他们很安全。有的孩子可能会不断问："我会没事吧？"孩子通过反复得到安慰来缓解焦虑。少量安慰是可以的，尤其是当安慰能够更正孩子对某事的错误看法。例如，青春期孩子因恐慌发作而出现心跳加快和头晕症状并不会让他有性命之忧。身体症状并不危险，这仅是恐慌发作的症状。

过多同情和安慰则不是最佳办法，这只会让孩子的焦虑越发严重，强化他们寻求安慰的行为，就像我们刚刚提到的逃避会加深恐惧。通过这种形式的逃避，孩子不仅永远不明白自己其实可以忍受焦虑带来的一系列症状，反而会一味地把注意力放在想要更多的安

慰上。如果父母每天都要回答新的类似"如果……将会怎样"的问题，孩子更容易陷入焦虑旋涡。

比如广泛性焦虑。当你尝试安慰孩子水里没有寄生虫，他会转而担心菜里有蟑螂；当你劝导焦虑患者别为这事担忧时，另一件事会随之爆发。如果你能和孩子一起关注他所焦虑的内容，那么安慰将永无止境，他焦虑的内容也会没完没了。处理焦虑爆发的诀窍在于，焦虑本身是问题所在，而不是患者所担心的事情，要把焦点直接放在焦虑情绪上，因为焦虑本身比他为之担忧的事情更成问题，这会导致他在情绪上产生更多的焦虑困扰。父母无须用充满同情和爱怜的眼光看着孩子，这不是感情麻木，而是真正的有建设性的做法。家长应直接鼓励孩子在心里与焦虑对话，让孩子更少地听从焦虑，将注意力放在此刻想做的事上。

当然，看着自己的孩子遭受惊恐发作或者一阵阵恶心，然后不去安慰，这对父母来说是很难的。但是，在试图帮助孩子减轻不舒适感时，父母有时无意中会给孩子的逃避行为给予奖励。如果你允许孩子逃避那些能够引起身体不适的地方或活动时，逃避行为会乘虚而入，得到加强。

例如，当孩子出现了恐慌，你立刻把他从学校接回来；或者因为有一些头晕，就让孩子待在家里不去上课，那么你的做法就强化了孩子认为必须逃避危险的想法。要正面解决逃避问题，首先要帮助你的孩子认识到逃避起初会令人感觉很好，但之后却会导致恐惧感以及焦虑引起的身体不适更加强烈。

也有些父母对孩子不断讲述自己的担忧，不停地表达自己的恐惧，或者对孩子的反复抱怨有点儿恼火时，会告诉孩子说："不要再想了。"你越叫他别想了，他越做不到，他根本无法压制自己的恐惧。哈佛大学心理学家丹尼尔·韦格纳曾做过一个有趣的实验。在实验中，韦格纳要求人们不要想白熊，然后再要求人们刻意在大脑里想白熊。他和同事发现：当被试者抑制自己不想白熊时，他们不仅没有抑制住想法，想法反而更强烈了。

抑制自己的想法根本没有用，反而会使那些恐惧的想法变得更频繁和明显。成功"摆脱"焦虑的方法通常是反直觉的。刻意不去想一件事，你反而会想更多；但如果你试图去多想这件事，反而会想得更少。我经常指导儿童和青少年做一些有趣的练习，如"想象红色的羊"，以帮助他们认识到抑制想法没有用。

大部分父母很想给孩子建议，通常给孩子建议时，都是孩子非常焦虑的时候。而在这种时候，孩子甚至无法消化建议，因为父母提供建议时首先让孩子感觉没有被理解和共情，这会让孩子觉得自己的情绪不重要，何况青春期的孩子在心态上还很重视独立，往往会抵制父母的建议。

关键不是给孩子建议，而是温柔地提问，帮助孩子自发地认清焦虑，学会应对焦虑。

父母可以尝试用以下问题交流，帮助孩子辨认和挑战焦虑的想法。无论他们为什么而焦虑，这些提问方式可以使孩子不被表面的焦虑蒙蔽。

◎ 有没有方法让情况变得不像看起来的那么糟糕？

◎ 你的内心在说什么？

◎ 什么使你恐惧？

◎ 你是否有理由证明你的恐惧不是真的？

◎ 你是否在担心最糟糕的情况？

◎ 最好的情况是什么？

◎ 有什么别的方式来看待它吗？

◎ 情况会比看起来的好些吗？

◎ 你是否忽略了应对此种情况的积极方式？

直面焦虑的练习方法

下面介绍一种貌似有点儿"残酷"的方法，能够用于减少对身体不适产生的恐惧，这种方法就是要使你不断地直面这些身体症状，故意制造身体不适感的特定的练习，来减少紧张时的身体不适。对任何时候青少年身体不适产生的恐惧感，这种方法都有帮助。

练习内容

旋转大约 1 分钟，产生眩晕感。可继续转，理解焦虑发作时难以忍受的眩晕感。

拼命跑 1 分钟，促使心跳加快，呼吸短促。

用吸管呼吸 1~2 分钟，让自己感到呼吸急促。

以上这些方法会导致身体不适，而且和焦虑发作时的身体感觉类似。比如有一个个案，晚上一个人在房间，看着电视，可能突然心跳加速，房间的地板突然看起来有点儿不平。他猛然警觉起来，喉咙开始发紧，舌头僵硬，呼吸受阻，他知道焦虑又来了，或者他在看一则不好的新闻，尤其是一些字眼让他尤为敏感。但凡看到一些关于抑郁自杀等铺天盖地的负面新闻，心里都会狠狠地揪紧。头开始发涨，大脑思绪乱飞，觉得自己快要不行了。这些感受和练习里的感受非常相似。

焦虑者可通过以上练习，学会直接体验并应对让他们最害怕的身体感觉，通过不断重复地做这些练习直至焦虑感减少。这种特定的体验会教给你很多重要的东西：身体不适是我们身体正常反应的一部分，因为正常的活动也能引起这些不适感。这些感觉和焦虑发作时是一回事，只是焦虑症患者感到害怕，但在主动活动时，他认为这是在自己的控制下，恐惧是自己制造出来的。

人最怕失控的感觉，高度紧张会导致身体发生很大变化。许多焦虑的青少年都要和恐慌发作这种陌生的经历斗争，恐慌发作并不能预测，有时候意想不到的恐慌不知为什么就发生了。但是通过以上直面身体的训练，可以让我们获得一种体悟和认知：就像其他体验一样，这种焦虑的身体感觉是我们能够容忍的，并且也会习惯。

当然，这种刻意练习产生的身体感知，即使让人很不舒服，也是无害的，有时候甚至是令人愉快的。比如人们都会奔跑，孩子也会因为高兴而旋转，虽然这些练习本身是无害的，但自身有某种疾病的青少年（如哮喘）做这些练习时，首先要征得医生的同意。练习是循序渐进的，一定要注意安全。

不再憋气

许多人在健身运动的时候，不自觉地会憋气，因为憋气可以加强力量。当我们的注意力过度地集中于某件事情上，就容易出现憋气的状态；情绪紧张、生活压力大等也会使我们经常性地、不自觉地处于憋气状态。

相关统计数据显示，90% 以上的成年人都不会有意识地调节呼吸，城市中有一半以上的人呼吸方式不正确。就在此时此刻，你可感受下你的呼吸，是否均匀缓慢及深长？在日常生活中，你又有多少时刻保持着这样的呼吸状态？

呼吸如果太短促，则导致空气不能深入肺叶下端，换气量小，每天只有 20% 的肺活量被利用。大多数人一生中只使用了肺活量的 1/3，而久坐、压力、焦虑是导致这一结果的主要原因。大脑所需的氧气是其他器官所需氧气的 3 倍以上，正确的呼吸可使大脑保持积极状态，所以人们会觉得供氧充足时思维更敏捷。有研究表明，现代人呼吸速度比古人快，每次只用 3.3 秒，而容易患上心脑血管疾病和焦虑症的人比这个时间还短。

抑郁症或焦虑症患者经常会主诉头痛胸闷、呼吸困难，更不用说各种各样的恐惧症，如社交恐惧症、赤面恐惧症、广场恐惧症等。在面对人群和一般生活场景时，他们会产生超乎常规的恐惧，呼吸紊乱、肌肉僵硬、心理异常紧张、全身冒冷汗，甚至呕吐，有濒死感，可想而知，处于这样的高度紧张状态——憋气状态，将给我们的心脏和血管带来什么样的压力。情绪紧张、生活压力大等情况会使我们经常不自觉地处于憋气状态。

憋气的时候，人的肺部一直保持在扩张状态，胸肌、腹肌收缩，胸腔和腹腔内压力加大，腔内压突然升高——升高的腔内压会影响心脏的跳动，腔静脉受压后又会阻碍静脉血回流，结果减少心脏排血量，从而造成血液回流心脏比较困难，同时也会减少大脑供血量。虽然憋气时心脏排血量降低，但血压却会升高，尤其是收缩压。收缩的肌肉压挤血管，动脉血流的阻力会突然增加。

脑血管意外发生于憋气时的案例屡见不鲜。因为个体过喜、过悲或过怒的情绪，或者由于不恰当的锻炼方式如憋气运动方式，会使机体产生强烈的应激反应。当憋气结束后，个体会反射性地呼气，造成胸内、腹内压力骤然降低，大量血液涌入心脏，对心脏冲击比较大，对心脏的保护非常不利。

那么，我们可以尽量深呼吸，让胸廓打得更开，吸入的氧气更多，使身体各个器官的利用率更高。中国的道家养生讲究吐纳行气的法门，一呼则百脉皆开，一吸则百脉皆合，谓之调息，即调整呼吸。无论哪种功法的调息，都是要提高排出二氧化碳、吸收氧气的效率，增加血液含氧量，让组织细胞能更多地获得氧气，为膜电位形成打基础。通过有序的吐故纳新，排除胸中、体内各大经络脏器内部的污浊，吸进新鲜气机，以达到促进新陈代谢之目的。通过呼吸来交换气机，呼吸方法宜缓、慢、深、匀、细、长，切忌急、快、猛、促、暴、短。

其实一个人的呼吸，就纯解剖而言，也就是肺中空气一出一入而已，无所谓深浅。可是，如果一个人身上没有压抑的情绪，他一吸气，全身的肉都是活生生有感觉的，会觉得全身都随着呼吸在流动。庄子说："真人之息以踵，众人之息以喉。"那是内功练通了，超然物外，全身浑然一体，"气"会贯通到脚底。

因此，让身体冷静下来，就是让身体对危险的过度反应尽快平静下来。当你开始出现身体症状、触发焦虑的时候，腹式呼吸是很有效的解决方法。腹式呼吸能够帮助孩子更好地控制这种令他感到不适的状况。运用缓慢呼吸法，能够阻止恐慌症状的出现（比如呼吸急促和头脑发昏）。由于减少了压力，它也能够阻止孩子进一步选择逃避，甚至能够成为孩子每天放松身体的工具。腹式呼吸是一种简单又有效的方法，它能让焦虑保持较低水平，起到缓解压力的作用。

另外，平时在生活中，你可以和孩子一起刻意关注和训练自己的呼吸。比如走路的时候，把意念放到自己的脚底或脚趾，每踩一步，都能感觉脚与地面之间的作用力，导气下行。

稳定心神

药王孙思邈在 1500 年前就告诉我们，人病了以后最重要的一条是收神，断掉耗神的事情，这是根本；第二，导引，比如太极、站桩、易筋经、瑜伽、八部金刚功都属于这一类，重新分配能量；第三，调饮食，让饮食少消耗还能补充能量；第四，按摩；第五，针灸；第六才是汤药。

这个方法是把放出去的心神收回来，也就是将放到外界的注意力，拉回到自己的心里。对于上面个案中的晶晶，我用了这个方法帮助她稳定自己的考前焦虑状态，把心神放在自己心内，而不是放在考场环境的感受中，以防对场内的每个小细节点都敏感，无法控制自我的焦虑。这个方法操作简单，平时可多加训练，形成一种连接自我的方式。

1. 两手胳膊向前平伸，掌心朝外，然后左手在上，右手在下，两手掌心交叉合掌交握，十指扣住，合成一个大拳头。
2. 拉回身体胸前，再扭动向上翻出，向前伸直。
3. 重复刚才的过程，做 9 次。
4. 换成右手在上，同样重复做 9 次。
5. 最后把两手掌交握的大拳头，收回胸前，深吸一口气，到肚脐。

虽然这几个动作简单，但大部分人在初做时，手臂旋转扭动都较困难，手臂伸不直。没有关系，只要尽量去做，在所有导致你焦虑的时候，都能稳定心神。

人类面对自然力量、疾病、死亡时都会脆弱，有意识的焦虑虽然痛苦，但是你可以进行自我整合，不断进步。生命的目标不是没有焦虑，而是在焦虑的情况下继续前行。每个人都能学会给自己适当的压力、适当的焦虑，同时创造生命价值。

日常生活宝典

◎ 远离社会敏感源。过于敏感的时期，先不要上网，保护好你的神经系统；等恢复到一定的强度，再去练习面对和接受网络的信息刺激。

◎ 焦虑是生活的一部分，保持冷静，不要捧着手机查焦虑症的各种信息，也不要几乎时时刻刻都在琢磨自己的症状。

◎ 吃饭的时候要刻意放慢速度，细嚼慢咽，充分运动大脑，不要吃太快。

◎ 优雅慢速地散步，想象自己是天地间的一棵树。

◎ 坚持运动，选择非竞争性健身运动和可调息的传统运动如太极拳、八段锦、易筋经等。

◎ 主动尝试短期禁足、禁语、禁食，在沉默中找到化解负面情绪的智慧。

◎ 晚上睡觉前，双脚板各用手掌匀速搓 6 分钟，贴上膏药，盖住涌泉穴入睡。

◎ 着色（在专为青少年和成年人设计的书上着色）以及从事其他类型的艺术。

◎ 打破对刺激性食物的依赖性，少沾烟酒、可乐、咖啡、能量饮料，它们会刺激神经，让人更焦虑。

◎ 如果您的孩子使用幸运符或特殊物品来让自己感到"安全"，不要阻止和笑话他。或许他会逐渐淘汰这些幸运物，学会自己处理焦虑的情况；或许他会获得想象中的力量。主要看他的情绪状态是否好转。

第三章　进食障碍

个案实录：爱的呼唤

思思（16 岁）

　　思思是一名高一学生，她出现了暴食且无法自制的问题。她每天都要去商店买一大堆零食，无论在寝室、教室还是路上，都吃个不停、嚼个不停。一走进食堂，她就更无法遏制食欲，只要食堂卖的食品她都要吃一遍，吃了饺子想吃包子，吃了包子想吃烙饼，非要吃到撑得难受才罢休。如果想吃的东西没吃，她就没心思上课，晚上连觉都睡不好。

　　有一次，她晚饭吃了 3 包方便面，然后又吃了 1 个蛋糕、5 个面包、1 袋薯片、1 袋花生、3 个雪糕。吃到一半，她去厕所用手指抠嗓子眼，但是吐不出来，于是又回去接着吃。吃到一半，她又急匆匆去超市买了更多零食，都是甜食类的。因为不想让舍友们知道，她等大家去上晚自习后，自己偷偷吃，又到厕所偷偷吐。呕吐时，她还能听见宿舍管理员的窃笑，因为她经常在厕所里用手指催吐，管理员已经知道她的问题。

　　有时候周末回家，如果父母不在家，她便逮着机会赶紧吃，把家里能吃的小零食都搜罗一遍。扫清家里的食物后，隔夜饭菜也不放过，吃完后她立即往洗手间里钻，用手抠催吐。吐完后，思思总会疲惫地看见一地残渣，镜子里的自己也憔悴不堪。因催吐发胀通红的双眼、嘴角的残液，口腔有呕吐的臭味，这些让思思觉得自己是这个世界上最失败的人。她经常气得把食物扔进垃圾桶里，告诉自己不能吃，但又控制不住。她会一边哭一边去垃圾桶里捡东西吃，越想控制越失控，心里痛苦到无以复加。

思思总是想吃东西并不是因为她饿，而是因为她不吃东西就会焦虑烦躁。她的嘴巴必须要动，不停地咀嚼，根本停不下来。"我已经感觉不到胃的感受，我只知道一旦开启这种模式，就会像机器一样，一个劲麻木地往嘴里塞。"她说。这种进食很多时候是秘密进行的，思思也需要花越来越多的时间独处。

思思在读初三时喜欢上一个男孩，但这个男孩不喜欢她，还说她有点儿胖。这一切深深地刺伤了她幼小的心灵。事实上思思当时并不胖，她身高 162 厘米，105 斤左右，属于正常体型。但这些并不是她关注的重点，这个男孩的话像魔咒似的进入思思的心里，虽然她并没有和男孩真正恋爱，但她已经有了强烈的被遗弃感、无价值感，这种感觉无意识地像海浪翻滚起她幼年时候的心理感受。思思在童年时，父母由于工作十分繁忙，将她寄养在奶奶家。奶奶同叔叔婶婶住在一起，叔叔有一个比她大的女儿。思思与堂姐一起长大，一起玩耍。堂姐长得活泼可爱，渐渐她发现大家都喜欢堂姐，邻居从家门口走过都喜欢逗一逗堂姐，思思却感觉自己像个丑小鸭，毫不起眼。人们总是夸奖堂姐长得漂亮，有好吃的、好玩的东西都愿送给堂姐，常常把思思冷落在一边。

思思父母每隔一段时间到奶奶家看她一次，他们每次来都会给堂姐带件漂亮的衣服或其他礼物。堂姐的个子比她高，因此思思常常捡堂姐穿剩下的衣服穿，最可气的是这些衣服还是她父母买的。

她恨堂姐，恨周围的人，尤其恨自己的父母。思思认为父母都嫌她长得丑，不喜欢她，不给她买漂亮衣服和玩具，让她穿堂姐穿过的衣服，又恨父母为什么将她生得这么丑。

上学后，思思回到父母的身边，但她没有机会向父母表达童年的失落和愤怒，向父母撒娇或者赌气，因为母亲的个性强势严厉，当思思违背父母的需求和期望的时候，她就会被父母大肆否定、批判。思思心里有怨气，但她不敢表现出来，还要表面上听话，于是她隐藏起自己真实的感受，假装做一个乖孩子。上学时她看见一些自信傲娇的女同学，心里羡慕甚至嫉妒，但又渴望接近她们。与人交往低姿态，渴求别人的亲近与关注——这也让她赢得了一些同性友谊。但她认为女同学们对她毫无防备，什么事都愿意告诉她，只是因为她长得丑，对其他人没有任何威胁，这是她自己对友谊的理解。虽然思思有朋友，但她用这种理解去掌控友情时，她并不开心，总觉得自己是被忽视和被嘲笑的人，她不相信自己有什么吸引力来获得友情，她只能靠讨好他人找到朋友。

思思的心里积压着很多对父母及同学的情绪。这些情绪在早期都被埋藏着，到了青春期就藏不住了，这是孩子体貌特征和内心状态发生巨变的时期，和他们的整体自我意象和身体形象有很大关系。然而，许多女孩在发育期体重往往都会增加。随着对身体形象和个人外貌的过度关注，还有青春期对存在感的需要，思思开始疯狂关注且在乎自己的身材，她怕被人嘲笑，她觉得如果自己瘦点儿，那个男孩就会喜欢她，自己就能获得他的爱慕。

于是，她开始压抑对食物的渴望，节食。但有一次，她没忍住，吃了一口甜食，顿时感觉太好吃了，然后像发了疯一样想要继续吃，一直吃一直吃。于是，思思就跑到楼下买了一堆。有了一次就有第二次第三次……每次吃到胃快爆炸，可她就是控制不住自己。

一开始，思思的暴食频率不是很高，大概一个月会有一两次。那时，她也没有意识到这个问题的严重性。她曾经一次吃了三份饭，麻木地、机械地吃下去，之后又因恐惧暴食带来的发胖后果而抠喉诱吐，形成了恶性循环。她变本加厉地暴吃，难以遏制的暴食和食后诱吐不仅占用其大量时间，还严重影响了她的自我评价，怀着深深的罪恶感的同时，她的情绪时常跌落谷底，萌生退学的想法。

由于不断地暴食催吐，思思整个人状态非常糟糕，老是昏昏欲睡，上课打不起精神，晚上不想上自习，早早就睡觉了，学习成绩直线下降。她苦恼不已，发誓再不吃零食，再不滥吃了。但一走进商店、食堂，就无法控制自己，尤其是心情不好时就吃得更猛。

暴食像个怪兽在吞噬她年轻的生命，吃得胃里很难受。母亲发现后，非常生气又无可奈何，思思心中反而有一种快慰，认为暴食是对父母忽视童年时自己的一种报复，也是对幼时被人歧视的一种补偿，所以更加无节制地进食。当父母把她带来接受心理治疗，那时的她已经面部浮肿，牙齿出现问题，腮腺肿大，因催吐手背肿胀或有疤痕，例假不规律，经常几个月不来。她每天晚上睡不着，狂掉头发，胃痛，怕冷，身体已经透支得很虚了，体重已经下降到85斤，很消瘦，但她仍然怕胖。

就诊后，我开始每周两次的心理治疗。在治疗中与思思探讨了她的童年经历的创伤，及其对她自我价值感和亲密关系的影响，并逐渐理解了暴食行为背后的动力因素。经过半年的治疗，思思的情绪得到改善，基本控制了进食行为，之后仍维持每两周一次的心理治疗。

思思曾经无数次想过要戒掉暴食的恶习，也下了无数次的决心，但她靠自己爬不出暴食的泥潭，反而越陷越深，越来越讨厌自己。所幸她求助欲望很强烈，有改变的动机。

"要么瘦，要么死"——思思曾经把这句话设为屏保，我让她删掉，先在电脑里删掉，再在大脑里删掉。这不仅仅是屏保，更是一条咒语。

治疗记录

讲故事，爱上自己的腮腺

对未成年人的治疗，无论他们有什么方面的疾病，他们的内心依然会保持一些童趣，而且这些孩子大多比同龄人幼稚，治疗时要善于挖掘他们的可爱和好奇心，要带点儿趣味性，这样孩子们才能更快被诱惑形成治疗的依从性，并且对疗效产生更好的正面暗示效应，使干巴巴的一些知识原理变得生动起来。我给思思讲了个故事。

中国的孩子们都看过好几遍《西游记》，但有些细节他们并没有记在心上。例如，孙悟空大闹天宫，神通广大，但其实他的七十二变水平很一般。当年孙悟空大闹天宫，无人能制，玉帝头疼得不得了。观音菩萨举荐二郎神来降服。二郎神是实战派，一见孙悟空也不废话，对砍几刀后就开始比拼七十二般变化，结果孙悟空不论变成什么，都被二郎神压制得死死的。

《西游记》中另一个厉害的妖怪是平天大圣牛魔王。孙悟空大战牛魔王中，虽然两人比试，变化不分胜负，但是牛魔王变成八戒成功骗回芭蕉扇，猴哥竟然没有看出来，火眼金睛竟然也失手了！从这里看，牛魔王的七十二变就略胜孙悟空。还有一点要说明的是，孙悟空和牛魔王的本体都是带尾巴的，牛魔王变化之后尾巴就能消失，孙悟空就不行，他要么得立个旗杆作掩饰，要么就得藏在裤子里面。

原著中有清楚的记载。菩提祖师一开始不愿意教悟空变化之术，他道："你虽像人，却比人少腮。""腮"指的是人脸，而猴子是尖嘴猴腮没有腮帮子，所以菩提认为悟空不是人身，不适合学习变化之法。猴子是个聪明人，他不和祖师争辩，反倒是幽默了一把，说自己虽然比人少腮，但是他还比人多了一个素袋（动物嘴里盛放食物的嗉囊）。菩提祖师一听这话顿时非常高兴，这徒弟不仅悟性高情商也高，于是就勉为其难地教给了孙悟空七十二变。不过，法术虽然正宗，但猴子不是人身，毕竟是一个极大的缺陷。

虽是神话故事，其中却有真义。

"腮"对于人体的重要性在于，它能分泌唾液。人体最大的一对唾液腺是腮腺，它们发挥着很大的作用，分泌的唾液里含有免疫球蛋白、钙化成分等物质。现代医学研究证明，唾液中有许多与生命活动有关的物质。唾液中含有淀粉酶、溶菌酶、过氧化物酶、黏液蛋白、磷脂、磷蛋白氨基酸、钠、钾、钙、镁等物质。这些物质具有消化食物、杀菌、抗菌、保护胃黏膜等作用。唾液中含有一种使人保持年轻的激素，它能强化人的肌肉、肌管、骨骼、软骨和牙齿等，还含有一种特殊的唾液生长因子，能促进人体细胞的生长分裂。

传统中医极为重视唾液的功用。历代医家对于咽唾养生术的功效有着丰富的、多角度的认识。中医上讲唾液，有很多美好的词，如"金津玉液""华池之水"，它能滋养我们的五脏六腑。李时珍在《本草纲目》中也讲，唾液能灌溉脏腑，润泽肢体，祛病延年。

所以，人体运作是多么难得的生物智能工程，且不说人的心智能力，单纯论身体特点，悟空再厉害也不能成就完全的人形和人类的生理特性。

思思听得饶有兴趣，我又把其他动物和她——道来。例如，狗嗅觉敏锐，但是没有汗腺，毛孔不具备排汗的功能，炎夏时不能靠毛孔散热，只能靠张嘴、耷拉舌头散热；鸡的肠道短，没有牙齿，胃的负担非常大，容易出问题；猫咪视力很弱，只是动态捕捉能力强……所有的动物都有偏性，偏阳或者偏阴，不是平衡的生命结构——唯独人的生理结构被造物主设计得最完美，能最均匀发展，且阴阳一体。所以我们常说要保持阴阳平衡。

"难怪《西游记》里所有的树精鬼怪都想修炼人形。"思思说道。

我笑着说："你真聪明！那可不？你看悟空最后还是遗憾地把尾巴露在外面，不能形成人体那么完整的结构，它想要的东西都是人的宝物，它没有，可你有却去弄坏了？"

"您说的是腮腺吗？"

"对呀，你是想长出尾巴吗？不想做人了？"

"嘿嘿。"思思不好意思地笑了。潜移默化中，思思萌生了对人体本身的尊重感。

我给思思讲完《西游记》的故事，以及关于唾液的一些知识，她跃跃欲试，知道我要给她安排治疗，想要学习和尝试我给她安排的任务。她表现出积极的参与性，这种积极态度非常有助于持续的行为改变。

嘴不想闲着，怎么办

饮食失调患者经常催吐，这对腮腺有破坏性。催吐过程中，局部的毛细血管受到刺激发生扩张和充血，这些因素都会导致面部肿胀，从而引发腮腺肿大。庆幸的是，通常这种暴食导致腺体肿胀，是间歇性且可逆的。

思思的口腔内壁有不同的损伤，而且腮腺处有点儿肿，容貌也受损了。催吐是种强迫行为，我采用认知行为疗法中的行为替代法，寻找新的行为方式来替代原来的行为。这个新的方式必须是对思思有益而且是她易于掌控的，同时和她从前强迫行为具有内在相通的一些特点。既然暴食的主要特征是嘴不想闲着，那我们就让它忙起来，在嘴里产生的强迫行为，还要在嘴里消退，打破从暴食开始后养成的固有嘴部及口腔习惯。

我让思思去买了一种琥珀原石，而且必须是海漂料，经过专业机构检测的真材实料。现在假货太多，海漂料的特点是表皮光滑圆润，而且密度不是很大，适合放在嘴里，大小以适合嘴部运动为宜，不能太大导致在口腔内运动不开，也不能太小以防吞下，太小不能真正产生肌肉运动。然后把原石放在嘴里转动，就像含一颗大糖果，刺激口腔壁及舌下，一会儿就会有唾液出来。它可刺激到口腔内的腮腺、颌下腺、舌下腺三对唾液腺。当搅动后口水充满全口时，分三次咽下，咽到脐处。

在嘴里转动时，要做到精神放松，专注于舌头和琥珀之间的交流。琥珀不能太小不仅是防备咽下（服用无害），而是稍大些的琥珀更需要有意识进行口腔和舌头的控制，达到意识的运用贯穿始终、形意相合、神志安静、内守而不妄动的平衡状态。其实质就是对人体形神的锻炼和调控，尤其是以神为主导。

我选用这个原材料，不仅因为它适合放在嘴里，更重要的是它的中药药性。琥珀是古代松树的树脂滴落，埋于地下经久而成。琥珀本身是一种自然形成的珍贵化石，在中药里属安神药的类属，从古至今，各地都记载了琥珀的药用功效。在李时珍的《本草纲目》中有关于琥珀的作用的记载："琥珀安五脏，宁心神，止血化瘀，祛毒。其性味甘平，入心、肝二经，能镇静安神、通淋化瘀。"中医临床琥珀多用于内服，如小儿多用的琥珀抱龙丸。对思思的治疗琥珀主要外用两处：一是在口中转动，二是用于敷脐增强功效。我建议她在脐眼内用琥珀粉，内有脐动静脉，连同五脏六腑、四肢百骸，可作为内病外治的最好穴位。

在思思把琥珀原石放进嘴里之前，我让她先搓动原石，搓后会有令人舒适、宁心安神的松香味。在嘴里转动的同时闻着味道，更有助于意念专注，而且在转动长时间后，会有些琥珀粉析出，虽微量但能带来通畅的愉快感受。思思说，"有股微凉的气从嘴里到胸口"，这就是行气散瘀的感觉。琥珀的主要成分是挥发油和树脂，主要成分里含有琥珀酸带来的香气，而挥发油有行散之功。

思思在坚持了一段时间后，口腔内的感受变得良好，查体发现她的食管黏膜和口腔黏膜的腐蚀损伤都在慢慢恢复。唾液中有由 53 种氨基酸组成的多肽物质，能加速皮肤和黏膜创伤愈合，消炎止痛，还能促进细胞生长分化，以新生成的细胞代替已经死亡衰老的细胞。以上研究结果由意大利人蒙塔尔奇尼与美国人科恩得出，他们荣获 1986 年诺贝尔生理学或医学奖。

当然，这个功劳不仅来自琥珀，更来自口舌生津。舌在口中转动，如同赤龙搅海。这是中医经典的舌头养生法——将人的舌头比喻为赤龙，将唾液比作大海。孙思邈在其所著的《养生铭》中记载了"晨兴漱玉津"的祛病益寿方法。他每天早上醒来都会活动舌头，直至用舌头搅出唾液，然后徐徐咽下。这种咽津养生功，道教称之为"玉液还丹"，并把它发扬光大，隋唐时期非常流行，后世称之为"赤龙搅海"，俗称"舌功"。李时珍在《本草纲目》中这样赞美唾液："人舌下有四窍，二窍通心气，二窍通肾液，心气流入舌下为神水，肾液流入舌下为灵液。道家谓之金浆玉醴，溢为醴泉，聚为华池，散为津液，降为甘露，所以灌溉脏腑，润泽肢体。故修养家咽津纳气，谓之清水灌灵根。"

津液，可经食道进入胃部，辅助消化，还有中和胃酸、促进伤口愈合、调节生理平衡、增强免疫能力、提高细胞活力、延缓人体衰老等诸多作用。漱津几口，缓缓下咽，有清脑提神之功用。可见，唾液对我们的身体健康有诸多作用。

人自己身上就有大药，不用外求。经常运动舌体，保持口水腺的旺盛分泌，有利延缓衰老，保持健康，五脏精华随脾气上升而产生。感谢传统医学养生学和药理学给我的启发，使我能够找到对于思思最佳的替代行为。

填补心灵的空虚

很多人暴饮暴食是生命中的一些创伤造成的，解决深层的情感问题，才是康复的重点。病患能否与那段经历握手言和？能否原谅当时的自己和他人？能否真的开始悦纳自己？有了这些心理层面的触动，才有助于根除进食紊乱行为。

一个人的情绪若与某种行为经常联系在一起，经一定的强化后就很容易形成习惯，以后只要处于一定情绪之中就会自然出现有关行为。这种"自然"出现，会使人感到宣泄和放松；若要改变这种习惯，他会感到十分困难和不适。思思的贪食正是其对父母不满情绪、对母亲劝告的逆反心理的行为表现，而她难以自制的贪食行为也正源于此。原本听话的思思，在发病后对父母持反抗态度，有通过控制自己身体达到"自主性"的潜意识需要。这种寻觅自我的过程往往是走入歧途——越想拥有，越难拥有。

一个人还未拥有独立自我的一个特征是，经常草率地对待自己的生活、自己的身体，甚至自己的生命。

因此，要帮助她克服贪食现象，不能单纯从行为入手，而应帮她找到贪食症背后的情感诉求。例如，她十分恨自己的父母，我通过家庭治疗，让思思与父母一起重新进入她年幼时的情境，思思需要回到童年重新感受和认知，才能释怀心里的疙瘩。父母解释当年的做法，一是工作繁忙不得不把她寄养在奶奶家；二是为她堂姐买衣服，其目的是博得她叔叔婶婶的欢心，免得她在家中受到嫌弃和委屈；三是没有给思思买衣服，是因为家庭经济条件有限。

那些经历曾经像一只怪手，紧紧抓住了思思现在的生活，蒙住了她的双眼。在思思童年的内心世界，她感受到的并不是事物的全貌，有时疗愈来自了解，了解能带来理解。

依恋理论也认为，当婴儿经常与母亲缺乏互动时，就会感到受挫，最终通过吸吮手指、奶嘴或食物来缓解焦虑。这些自我调节机制被铭记下来，成为自我照顾的主要手段，替代了正常的人际依恋，并发展为进食障碍，变得只会用"口腔"来应对情绪。这也解释了这类患者为什么常常被分离体验、丧失体验所激发，如青春期离家上大学，与恋人分手或亲人死亡。

思思也回忆起她当时在奶奶家，内心总有一些隔阂。在无力抗拒而又感觉疏离的环境中，只有吃东西能为她提供安定的感觉。而且乖乖地吃东西以讨好叔叔婶婶也是当时她博取肯定的好方法。当然，在回到父母身边后，母亲的能干强势也让她在行为上有诸多讨好的成分，在情感上依然不能获得满足和弥补。

在家庭治疗中，如果能够让孩子与家人进行有效沟通，就能改进家庭功能，令孩子释怀早期的不良体验。改善思思的情绪适应和固有的信念，才能使其获得看待问题的新视角。思思重新"发现"父母和接纳父母的过程，能让她填满内心的空虚感，不再无情地批评自己、贬低自己。无论我们对外界的人和事物有多少批判指责，都是内心对自己不满的投射。

获得生活掌控感

思思之所以进食过量，是因为感觉没人爱她，没人欣赏她，没人体谅她。而在潜意识中，爱和进食是被联想到一起的，于是食物就成了替代妈妈的角色。心理学精神分析学派的理论认为，我们每个人会寻求口腔的满足感，这种满足感的根在婴儿期就扎下了。进食障碍者其潜意识中存在着对早期食物——母乳、乳房的固着，暴食对象一般为甜点、饼干、奶油面包等与"母乳喂养"存在象征性或代偿性关联的食物。

暴食厌食症与当事人消化系统的器质性病变无关，主要是心理因素特别是早期母婴创伤因素所致。其中，"暴食"意味着与乳汁食物建立满足关系，"厌食"意味着拒绝接受母亲的"坏乳房"，患者通过暴食及厌食呕吐等症状，无意识地表出"我"与"乳房"之间的复杂而纠结的冲突关系——想依赖又想独立，渴望母亲又反抗母亲。思思的"食物情结"来自口欲期的退行。为了升华对口欲期的固着，我建议思思业余参加一个演唱学习班。唱歌是一种表达，也是来自口腔的发声运动，是对口欲期的一种升华的行为，同时艺术类的熏陶也会带来气质上的良好提升。思思对我的建议欣然接受，演唱学习班有固定的学习时间。有一次下很大的雨，她依然坚持去了，更麻烦的是回家时因为下雨没打着车，后来她在雨中走了半小时才回家，身上全湿透了。但她说很开心。

看着虚弱的思思一天天恢复了青春的活力，脸上开始露出光泽，我由衷地为她高兴。我说："你尝到甜头了。"

"什么甜头呀？"

"风雨无阻的坚持。"

思思的坚持仅仅是因为喜欢唱歌吗？当然不是，这是一种自我的坚持，正性力量的萌芽。她已经表现出一股"狠劲"，要想掌控生活，有时必须对自己狠点儿。

无论你是因为什么身处失控的生活状态，若要找回掌控感，就要去找一件你喜欢或者对你有意义的事情，全力以赴地做好它，至少赢一次！赢一次就能开始破局，让你重新找到力量。有了咬咬牙赢了一次的狠劲之后，你会惊讶地发现，你的整个精神面貌都会彻底改变，告别原先的失败者心态。你赢过一次后，这种正反馈所带来的成就感和既得利益，让你舍不得从这个位置退下来，你会觉得这种感受太棒了！为什么不能持续下去呢？只要赢了第 1 次，第 2 次就容易得多了。其实 0~1 的难度，比 1~100 更高。一点点找回自我，弥补生活失控带来的沮丧，随之而来产生的对生活的掌控感，这个过程绝对不是靠言说，而是靠行动。

掌控感这种重要的感觉，只有在我们克服了一些困难然后完成了，才会内心愉快。人要想肯定自己甚至佩服自己，就是去做自己不喜欢做、不敢去做的、不容易做的那些有难度的事，有了苦头再尝到甜头，一些高级的愉悦和满足感真的不是吃东西、穿漂亮衣服、被人夸赞就能达成的，而是发自内心地看见自己的优秀，看见自己的品质。慢慢长大的人不会只是满足于幼童时期的本能快乐，而是想要发现更多的"自我"并且肯定自我。

思思曾经暴食主要是为了得到控制权，因为食物是她唯一能掌握的东西。此外，除了食物，她不知道还有什么是想要就能得到的。

世界上有那么多欲望求而不得，只有食欲是最容易满足的。

最容易的路，有时候也是最难的。

疗愈课堂

家庭与进食障碍的关系

家庭因素在进食障碍的发生、发展、维持和康复中均具有重要作用。容易产生进食障碍的常见"问题家庭"模式有：① 家庭成员的情感紧紧地纠缠在一起，无法分清彼此；② 父母对孩子过度保护；③ 父母发生冲突，孩子被卷入其中，背负过重的负担；④ 家庭模式僵化，无法适应孩子的发展，父母永远用对待婴儿的方式对待已经长大的孩子。

在这样的家庭模式下成长的孩子，到了青春期将面对更大的心理冲突。青春期的心理发展内容主要是与父母分离，发展出个人身份，自我意识开始增强，这是进食障碍容易发生在这一阶段的主要原因。他们的个性特点也往往是追求自我控制，追求完美和独特，爱幻想，不愿长大，容易表现出自主性和依赖性的强烈冲突。

本案中的思思说，每次她在吃很多东西的时候，她会觉得那些食物好像代表了妈妈的爱。因为没有得到妈妈的爱，只好自己喂自己，同时越想越生气："为什么妈妈不爱我?！"于是她会更加补偿性地喂自己。她说，只有吃这件事情会让她觉得有力量。

所以，吃对于生命的意义，不仅在于果腹，吃下去的是物质上的食物，也是精神上的食物。强迫性地给自己的肚子填满食物，是不断给自己空洞的内心填充"爱"的一种仪式。

青少年正处于在亲密与自主之间寻求平衡的阶段，他们一方面依然十分依赖与父母的关系，一方面又想发展自我的控制权。家庭治疗理论认为，整个家庭都会对孩子进食障碍的发病产生重要影响。在进食障碍的家庭中，常存在父母对孩子过度保护、过度操控，以至于孩子通过拒绝饮食或暴饮暴食来表达情绪，或企图从父母手中夺回自主权。

然而，青少年能够掌控的内容非常有限，因此掌控自己的身体便成为一个最容易的路径。所以在这个阶段，青少年更容易去文身或者穿奇装异服，其背后的潜台词都是"我的身体我做主"。实际上，当脱离了父母的影响力，他们对于身体的看法总是受到社会文化潮流以及同伴的影响，他们并没有足够的力量做自己身体的主人。正如思思被暗恋男生的一句话击中后，开始对自己的身体产生厌恶，而保持完美身材正是对于这种被否认、无价值感的无意识对抗。

这个阶段并不容易发展出成熟健康的审美认知。在潮流裹挟下，他们中有些人格不够完善的人，还不足以有勇气对抗"流行"。所谓的自我掌控身体是个假命题，反而导致孩子在内心的矛盾中，将身体作为牺牲品。他们不仅不能发展出独立成熟的自我意识，内心也处于深深的无自主感和无价值感中。

也有学者认为，此类患者依赖性强，且多与母亲的关系过于密切，过于依赖母亲，以自我控制进食作为独立的象征。在不断重复"伤害自己—伤害妈妈"模式的同时，也不断体会着"伤害自己—找到自己"的成长过程。这一切，都是在无意识中发生的；而食物，就成了工具，个体与食物的关系，就成了生命的主题。

无论你愿不愿意，成长，总是会来。

思思在治疗中逐渐领悟到父母以前的所作所为确实有自己所不了解的一面，她理解了父母的深情，后悔自己当初对父母的态度，并承认自己在用这种暴食的方法发泄不满，向父母施以报复，这是一种幼稚的行为，而觉察正是疗愈和成长的起点。

从精神医学的角度来说，弗洛伊德说过："潜意识本身是没有时间感的。"对很多儿时受过创伤的人而言，曾经经历的事虽已成为过去，但对潜意识而言，它还一直被当作"现在式"，并没有随着时间的过去而消逝。因为过去的问题还没有解决，所以一直影响到现在。对这种病患来说，他的过去基本上与现在同时存在，所以弗洛伊德的解决方法就是利用催眠或自由联想的方式，让他在潜意识中回到过去。因为潜意识是不受时间限制的，所以只要能在当下把过去的问题解决掉，他的症状就不见了。

透过现象看本质，进食障碍真的给了患者和家庭一个大大的机会，让他们重新审视自己。成长，是一条路，这条路不是直线，而是曲线。我们可以通过自我成长，改善自己面临的困境。这些所谓的心理创伤和原生家庭，其实并不可怕，没什么大不了的。重要的是，你可以选择自己的人生，改变看待自己的角度。

暴食是一种成瘾行为

早年间的香港影片《瘦身男女》中，郑秀文被初恋情人黑川抛弃，自暴自弃，终日暴饮暴食，由一个窈窕淑女变成超级肥妹。有不少女性，在失恋后或情感受挫后会通过大吃大喝来缓解自己的失落和痛苦。

研究表明：1/3 的人情绪低落时，时常会转向食物寻找安慰。食物是我们生存的必需物质，进食本是一种积极的行为，当我们进食的原因不仅仅是满足每日能量需求，对食物的渴求和依赖程度超出了正常水平，就像药物成瘾者，对药物剂量的阈限不断提高，当过量进食成为一种难以打破的模式时，就成为对食物的成瘾行为。

强迫性暴食者通常是有节食历史的女性，她们节食后大都感觉压抑痛苦，然后会开始报复性地大吃大喝，并把所有不良的情绪感受都标记为"饥饿"。例如，在孤独、悲伤、愤怒、焦虑等情绪下，她们把食物当成药物来疗愈情感痛苦，这正是因为她们没有真正学会如何处理情感痛苦。暴食不可能让自己感觉良好，它只是开启了心身的恶性循环。

该病最有可能出现在青春期和年轻女性中，表面上看，此病症和过度在乎个人外表形象有关，但其根源是个人在压力和情绪问题面前，用进食作为调节与控制的一种替代以及个人内在的自尊心低，容易产生压力感。暴饮暴食的强迫性行为只是抑郁、焦虑等情绪的自我慰藉，进食不再是为了填饱肚子，而是为了填饱精神。

有研究发现，暴饮暴食等饮食失调行为会改变大脑的与多巴胺相关的奖赏回路反应，改变与食物摄入控制相关的大脑回路，从而潜在地强化进食障碍这些行为。进食障碍行为和神经生物学的相互作用，可以解释为什么这些疾病会成为慢性疾病。饮食失调行为、焦虑、情绪和大脑神经生物学之间的相互作用，会加强饮食失调的恶性循环，使康复变得非常困难。

像所有成瘾行为一样，暴食是逃避痛苦的一种方式，患者在精神状态上被过去紧紧抓住不放，其实每个人都在被过去塑造，过去对我们影响深远，对于成瘾的人，过去的影响和对现在的拖累表现得更严重。要解决这个问题，必须先处理他们的过去，只有清理、洗刷过伤口后，真正的愈合才会开始。

暴食是种特殊的瘾。其他成瘾物质如酒精、药物或者毒品相对更容易避开，因为这些成瘾都是显而易见的负面行为，而食物本身是人必须摄入的，有正面生存需要的意义。所以，我们要加深对与饮食失调相关的行为症状表现的潜在生物学原因的认识，如何、何时以及由谁进行干预，都需要获得专业的指导和治疗。

我们之所以会"上瘾"，如对食物或烟酒等，是因为它们让大脑的奖赏区域变得活跃。如果你不想贪吃上瘾，那可以尝试进行体育锻炼，锻炼会使大脑内部的化学物质发生变化，有助于调节我们的情绪和对食物的渴望。比如快走、打球及习练太极拳等，可以让大脑对食物的过度刺激反应迟钝下来，从而起到抑制病态食欲的作用。

警惕被媒体套路的体貌焦虑

饮食失调通常与青少年和年轻人有关。神经性厌食症好发于女性，特别是 12~18 岁的青春前期或青春早期的女性。30 岁以后发病的情况较为罕见。对身体不满是饮食失调的直接诱因，如果没有在青春期得到治疗，拖到了成年之后，常常会成为病人生活中一种顽固的症状。

在厌食症患者中，存在一种患者对身体形象的畸形感知。在日常生活中，这种对身体形象的变异认知，转化为无法感知身体的极度消瘦。患者常常有体象障碍，自觉过胖，或部分躯体过胖。即使已明显消瘦，他们仍会认为自己并不瘦——他们始终感到有多余的部分，如多余的脂肪要去除，显示出一种与现实失去联系的感知体验。每次照镜子，他们都在重复一种与自身糟糕形象的痛苦相遇。与此同时，厌食症患者则会忍不住照镜子来挑剔自己，这是一种不健康的体验和循环。

青少年对身体的满意度是自我认知发展最直接的部分，它会导致对自我外在形象的过度关注。而他们应该拥有什么样的身体状态，则更多地受社会媒体和文化潮流的影响，这对一些敏感女孩的影响力非常显著。

互联网的发展、资讯的发达传播，使得青少年对体貌的焦虑比之前提前了，现在的孩子会更早地感受到身体带来的压力，这无疑给他们的成长带来烦恼，他们觉得在众目睽睽之下，如果自己的身材偏胖，就是一种罪过。有一个小学六年级的女孩，她对我说小腿太粗了，穿裙子不好看，需要去做抽脂手术。她对于短视频里所展示的抽脂前后的对比图深信不疑而且很向往。她年龄幼小，还认识不到手术的风险，也无法辨识这些商业广告的真伪，但她的确在小小年纪就开始有了对身体的困惑或焦虑。

毫不夸张地说，潮流就是一种形式的宗教，尤其对于青少年来说。青春期是最容易被社会文化所蛊惑的阶段，社会环境对他们的影响力大过他们的父母。这些孩子中间也有清醒者，他们并不愿意完全认同流行的价值观，他们抵制以伤害女性身体和尊严为代价的"A4 身材"秀，以及"锁骨养金鱼"，他们倡导健康的身材观。但依然有很多的年轻女孩子被网红视频所迷惑，被电子游戏中的形象所困扰——女性游戏角色几乎全部被塑造成几乎不可能达到的骨感和性感。身心未发育完全的青少年的思维有时是片面的、热情的，他们容易被煽动而奋不顾身，他们面对的是各类视频平台上铺天盖地的"老辣阴险"的套路式的审美洗脑。

我们觉得稀松平常的网红视频，其实背后都有团队策划，他们想尽一切办法让你进入他们编织的"迷魂大法"。"要么瘦，要么死"，有多少人把这句话设为屏保？多少人喊着"好女不过百"？许多媒体夜以继日、孜孜不倦、无孔不入的教导，导致全世界仍有很多女性认为：自我价值、幸福和成功，在很大程度上都和体重成反比。这种不良的价值观给女生带来了巨大的社会焦虑，它使我们对体重斤斤计较，逼迫更多女孩去节食、过量运动，甚至以体重判断一个人的价值。

建议孩子们少看一些大数据时代推送的信息和短视频，这个世界的美并不是由网红来定义的。这时候，青少年应该展现自己的叛逆精神，勇敢地说"不"，拒绝洗脑——这些视频背后的推手根本无权来定义你的腰围和你的肌肉，越流行的或越潮流的内容，我们越要大胆去质疑。随大流赶时髦是件容易的事情，难得的是个人的清醒。想想看，我们的独立意志在哪？

当孩子们被这些网红视频宣传不良诱导，而且无法被父母或者老师接纳并正向引导，就形成了更大的内耗。当她们想减肥的时候，成年人最好不要直接否定她们的行为，而是要努力看到孩子背后的心理问题，并加以引导或寻求专业的帮助。进食障碍患者一般都有伴有强迫性症状及抑郁焦虑情绪，父母应监督孩子对媒体的使用，并且指出媒体中关于人的形象设计与现实的不一致，有机会就跟孩子探讨身体和健康饮食的问题。父母和孩子一起在线观看，也能即时进行正确引导。

所以，我们要让孩子端正心态，避免增加自卑感的机会。在"人人都是媒体，人人都能传播"的这个时代，媒体平台上传播的内容，由于其内容生产的低门槛，在真实性、专业性和全面性等方面会出现许多问题。

不要随意给自己贴标签

网络时代资讯的发达，不仅容易让我们的审美取向误入歧途，也容易让我们给自己的行为贴上标签。有些女孩因为"爱吃"，就担心自己有了进食障碍的问题。她们起初可能因为减肥，而导致身体产生虚弱感，尤其是例假的异常，于是对身体有了担忧，有时候她们也因为饿了太久，压抑了太多对食物的本能欲望，于是出现了一些报复性的进食反弹，一次性吃大量的零食解馋。然后她们会上网搜索与此相关的内容，怀疑自己有了进食障碍——她们原来根本不知道什么是暴食症，只是以为自己减肥减得嘴馋，并没有想到自己会成为暴食症患者。一旦有了病症假设，她们反而会不自觉地往这上面靠近，将自己确诊为"进食障碍"，然后一步步跌入真的进食障碍。即使有进食异常状态出现，也不要太着急给自己贴各种标签，暴食有时就这么悄悄来了，又稀里糊涂悄悄走了。有的女孩甚至把自己的问题发到网上去咨询，结果大概率会被告知"你这就是暴食症"，这可能会导致暴食节食的恶性循环，让她们不停地寻求治愈之道。

心理学有个墨菲定律：如果你担心某种情况发生，那么它就更有可能发生。你担心自己是不是暴食，搞不好有一天你真的会暴食。不停地给自己这种心理暗示，等于你在偷偷地朝这个方向努力。有些女孩原生家庭不幸，父亲醉酒家暴，于是她发誓自己长大后绝对不要这样的感情和婚姻，但她成年以后往往就找了个醉鬼。消极的心理暗示，冥冥中就会让你走向最担心出现的结果。

爱吃零食是许多女孩子的共同特点，尤其是青春期的很多女孩子，开心的时候喜欢吃零食，不开心的时候也喜欢吃零食。成年女性对零食的渴望往往没有那么强烈。可以说，这是青春期阶段的生理需要，也是心理需要。因为吃零食行为与自我抚摸行为的机制是相同的。吃零食的目的并不仅仅在于填饱肚子，而在于对紧张情绪的舒缓和内心冲突的消除。

当食物与嘴部皮肤接触时，一方面能够通过皮肤神经将感觉信息传递到大脑中枢而产生一种慰藉，使人通过与外界物体的接触而消除内心的孤独；另一方面，当嘴部接触食物并做咀嚼和吞咽动作的时候，可以使人将紧张和焦虑的注意中心转移，在大脑的摄食中枢产生另外一个兴奋区，使紧张兴奋情绪得到抑制，最终使身心得以放松。

咀嚼对于缓解压力有一定帮助。咀嚼是应对压力的有效行为，这可能是因为在咀嚼的时候，下丘脑—垂体—肾上腺轴和自主神经系统活动会发生改变。如果感受到了压力，可以通过咀嚼来减少压力。人们在心情低落或者发生不愉快的时候，都会选择出去大吃一顿。后来科学家发现大吃一顿真的可以改善人们低落的心情。

研究人员采用脑电图技术研究分析人在咀嚼时的脑电活动后，发现咀嚼可引起 α 脑波数量增多，波幅增大。之前有研究表明，α 波是精神处于平静状态时的一个标志，脑波的减弱与紧张、焦虑等情绪密切相关。由此可推导出，咀嚼增强了 α 脑波，可能会使情绪状态相对放松。

可见，我们不要随便给自己贴标签，直面问题，不去逃避。如果是饮食不合理，就反思自己的生活和饮食习惯，有没有吃太多零食？正餐有没有吃到真正满足？睡觉时间是不是太晚？

如果是习惯问题，就去一点点修正，慢慢减少进食次数，多多给自己积极的心理暗示。如果是情绪、压力的问题，就去找到问题的源头，把自己对于食物的关注转移到别的生活内容上。

人的胃和心是连在一起的，这两个部位都要在相对空灵的状态下才能有益身心，让我们的身心自在自然地像花叶一样舒展开来。

当人的胃部保持相对的虚空，没有被乱七八糟的食物堆满，身体就会感到轻灵舒泰，内心也没有瘀阻。心中空空如也，不被那么多的琐事羁绊，心空才能心静。人必须经常保持"虚灵"的状态，才能时时保持清醒、保持健康。食物过量更添一层身心负累，何必自寻烦恼呢！

专气致柔，体验每一口滋味

对于进食障碍者来说，当他在吃的时候，并没有专注于食物本身，也没有专注当下，不仅脱离了此时此刻此地的直接现实感受，还可能沉浸在过去受伤的感觉当中，经受着很久以前的伤痛，或者担忧着还没发生的事情，反正他的思绪不在当下。正因为我们太容易卷入精神的时间旅行中，常常不自觉地重温过去的负面情绪体验，对未来没有发生的事情丧失信心，才使我们焦虑和反常。我们要学习用澄明的感官和思维的觉察，与当前当下的状态和平相处，就要跳出无意识的自动思维的一些精神活动。

无意识的行为充满了我们的生活，吃东西就是个极好的例子，尤其对于进食障碍患者，这点表现得更充分。他们对为什么吃和吃什么毫无意识。在无意识进食的状态下，虽然你已经吃饱了，却还在不停地夹起余下的饭菜，徐徐地吃下那些你本来不打算吃下的食物。同样，仅仅是因为零食摆在面前，就不停地把花生、薯片或者其他零食塞进嘴里，也是这种状态。

如何解决这个问题呢？请尝试对你在吃的食物保持更多觉知。

我们尝试着拿一粒葡萄干，开始做练习。

观察：就像从来没有见过葡萄干这种食物，观察它的形状、色泽、凹陷、凸起等特征。

触摸：感受质地，闭眼，增加触觉灵敏度。

闻：吸气，吸入芳香，体验嗅觉是否带动口腔和胃的感受。

入口：觉察手和手臂的拿起动作，轻轻放入，体会如何进入，不要咀嚼，花几分钟体验它在嘴里的感觉，用舌头去探索。

品尝：先有意识咬一口，体验用门牙咬断它、臼齿碾磨它、舌头搅动它的每个动作。看看口腔里发生了什么，慢慢体会每次咬它所产生的味道变化，不吞咽，留意嘴巴里的味道和质地，留意葡萄干的质地变化、味道变化。

吞咽：准备吞咽时，与喉咙、气管沟通，食道打开、接纳，葡萄干滑入。

进入：全部进入胃，腹中还剩下什么感觉。

发现：最后完整地回想一下全过程，看看自己头脑里有什么想法。

如果有时间，你也可以再尝试一次，对两粒不同的葡萄干做比较体验。

以上是一个过程示范，对于每种食物，我们都可以尝试这种训练，其实整个过程下来，我们可以想象，就是在把口腔这个小小的空间放大，而你似乎钻进去了。看看食物与这个空间的每点细微互动，它们的互动故事就这样被我们完整地看见。多数人吃过葡萄干，但极少人会注意到一粒葡萄干长得什么样。我们不会花什么心思对食物进行观察，尤其是对司空见惯的食品。当我们放入意识全神贯注地去聆听它，把所有的注意力都放在行为上，就不会想一些无关的其他事情，这是一种与日常经验联系起来的新方法。刻意慢下来，才能与生活亲密接触，这种体验将彻底改变我们的饮食经验，比起10多粒葡萄干一起塞进嘴里更加多滋多味。我们常说细嚼慢咽，"嘴"这一器官在大脑皮层中所占的位置竟是那样一块大的区域。既然口的运动要那么多的脑神经来指挥，那么，嘴巴的运动，自然也会给大脑皮层以大面积的刺激，促使大脑的发育与成熟。实验证明，咀嚼肌的有力收缩，能给大脑发出强大的觉醒信号，而嘴巴的运动能使脑部血流量增加，改善大脑的供氧，因而起到健脑益智作用。

进食对于现在讲究快节奏的生活来说，似乎不是乐在其中的事情，而是某个时刻必须要做的事，大家的注意力很容易从餐饮分散到其他事情上——在吃几口食物或喝几口饮料时顺手拿起一本书，打开电视，拨通一则电话，或是在网络上看看有意思的东西。如果我们能觉察并稍做调整，就能够获得简单、本能而直接的生活快乐感。要知道，抑郁的人就是逐渐对于生活的微小事情没有小小快乐的感觉了，就像快感机制失灵一般。

这样的体验对于进食障碍者来说非常有意义。我们可以通过不断地训练、强化、练习，改变口腔里习惯的和食物粗暴的互动，从旧有的行为模式的监牢中逃脱出来，全神贯注地投入到食物的颜色、气味、质地、味道、温度，甚至是入口咀嚼时食物发出的响声中。全身心地觉察来整合事物当前的状态，充分应用身体感官，把这种开放的注意力融入自己的生活，逐渐重新拥有对饮食轻松和自由的心态，如同我们在童年时曾经拥有过的那样。如果我们能够活在当下，让事情按照它们的本来面目存在，那就是练习本身的价值和意义了，觉察并不会让烦恼瞬间消失，但是能够为我们腾出心灵的空间，把食物还给食物，把自己还给自己。

如果你觉得全神贯注地关注自己吃的食物，特别是刚开始尝试的时候，是件挺无聊或不习惯的事情（对于初学者，吃饭时三心二意的坏毛病的确不容易改掉），那么你不用一下子改掉它们，你只需要慢慢地离它们越来越远，由简入繁，一点点地改变自己。但请一点点地去尝试，坚持一段时间后，你才能感受到专注于食物带来的思维方式和行为模式的变化。

我想如果食物会说话，它们可能会说："只有婴儿才能了解我们真正的滋味。因为婴儿在吃东西的时候，是用全身细胞去感受味道；成年人只是用口舌去感受食物，还经常在吃饭的时候东想西想。"孩子的血液在身体里的流动比大人活跃得多，他们是如此认真地去体会食物的馈赠，这已经是在向大自然表达感恩。

向婴儿学习，让我们的心智和身体达到一种好奇、开放和接受的状态。婴儿是专注而投入的，专注于每一个当下，真诚简单。正如道德经所言："专气致柔，能婴儿乎？"

专，甲骨文的专字，是一只手，在操作一个纺砖，也就是纺锤。一个人在绕线，引申为专心致志。要像绕线那样去聚气、行气、守气，才能做到气纯。纯气之人，就如同婴儿那样，处于一种精神内守的状态。

专气致柔，独立守神，不为外物所迷，心灵自由而敞开，认真享受生活带给你的每一次吹拂。在任何时刻，只要你愿意，都可以去觉察，一点儿觉察就能将貌似昏迷在情境中的人唤醒，给密不透风的心灵吹进来一丝清风，带来更多的氧气。如同大自然一派空阔光明时，人世的俗事则无迹可寻。

日常生活宝典

◎ 要和清晨的第一缕阳光约会，每天早晨起床先穿好衣服出门晒一会儿太阳，至少 10 分钟，就会神清气爽。阳光能刺激大脑合成血清素。

◎ 多读书，扩大你对世界的认知范围和知识储备。少八卦、追星，因为很多这类信息本身就是没什么价值，扩大对世界了解的范围，经济、科技、历史、国际关系等，都了解一点儿。不要把关注点仅仅局限在口红色号和娱乐热点。当你认为自己有很好的眼光品位时，也要看看，这都是被谁塑造的。

◎ 锻炼自己，不怕独处，独立思考不从众，不怕一个人做事，当你真的不觉得一个人做事是很可怕的，你就更能少被周围人意见左右，做到独立思考。

◎ 男性擅长的那些技能，其实没有看起来那么难学，找机会试试——家庭机械修理、电脑硬件组装、某些运动项目……亲手去做一下，没准自己会很喜欢的。拓展一下，丰富生活体验，也能带来更多自信。

◎ 有时间尽量手洗牛仔裤，不用机洗，体会洗完以后双手发
热的感觉。

◎ 散步的时候，用意念感受沿途的风景、声音和气味，沉浸
在此时此刻此地。

第四章　精神分裂症

个案实录：从学霸到疯子

海海（18岁）

我初见海海时，他神情呆滞、衣着邋遢、身体肥胖，已经服用精神类药物两年，但是症状缓解并不明显，在服药期间没有进行心理咨询和治疗。他依然有幻听，而且表现出对药物副作用的焦虑，有锥体外系综合征的一些表现，脸部肌肉刻板性抖动，手臂肌肉僵硬不灵活。身体肌肉还经常震颤，人看起来虚胖，口中不能自控地流涎。

他从初三开始出现幻听，凭空听见有人在辱骂和蔑视自己，失眠，话少，上课时无法集中注意力，总觉得有人在耳边唠叨。他为此十分苦恼，不愿与人交往，产生紧张害怕烦躁的情绪，总感觉有同学在笑话他、议论他。他听见的都是一些负面的评价，而且用的都是他的家乡话，说的诸如"装×""作""你以为你是谁""做作"之类的，其中有男声也有女声。有一次他问同桌，是否听见有同学骂自己，同桌说没听见。海海有些纳闷但还是尽量不在意，坚持学习。他学习成绩优秀，在全年级排名靠前。靠着学习老底子，他考上了当地的重点高中。

读高一时，他喜欢上班上一个女生。这时候幻听的内容除了原先的负面评价，开始多了这个女生对他的表白，而且原来大脑中的声音大多不是现实中具体的人，而这个女生是同班同学，他经常听见这个女生说喜欢他。海海觉得自己如果再不向女生表白，就"不够爷们了"，作为男生应该主动。当他满怀希望地表白后，却被拒绝。他问女生："不是你说的喜欢我吗？为什么你现在这么讨厌我？！"女生吓得跑开了，再也不理他。

自此他开始反复出现一些想法，担心自己出现一些不正常的举动会被同学们发现。例如，他盯着这个女生看，却不断控制自己不要去看，但是眼角余光还是能看到，为此他需要不断控制自己不要去想，有时候干脆闭上眼睛，握紧拳头去控制自己。这些让他的心情越来越糟糕。此后他症状加重，开始怀疑有人对他做了不利的事情，回到家就赶快把窗帘都拉紧，只要外面有点儿声音，他就感觉有人在说他的坏话，似乎听见更多人在议论他。在学校楼口或者门口等地方，只要看见一堆人说话，他就觉得是在说他的坏话。

出现幻听以后，他又继发产生被洞悉感，感觉自己的心事能被别人看穿。有一次在超市买东西，前面付账的人买了一双拖鞋，他认为是别人知道自己要买，所以也买了一双。他说："我想什么、说什么、做什么都有人知道。还有，我的脑子里总有一些不太友好的声音，每天都贬低我、打压我，别人都在悄悄议论我！"

严重时，海海觉得别人能从他的呼吸声中听到自己在想什么，这样的想法，导致他有时候不敢用力呼吸，生怕一用力更容易被人发现自己的想法。一开始他只是在学校有这类表现，后来发展到在家里他也不敢说话，觉得隔墙有耳，有人想看穿自己，把自己脑子里的事说出来让别人都知道。海海学习起来越来越费劲，成绩迅速下降，最后只能留级。但留级后又觉得他比同学们年龄大，别人都说他是"混子"。海海的压力越来越大，无法坚持上学，经常旷课缺勤，零散着上学几天又回家待着。此时他一边治疗一边偶尔去上学，那时候海海已经开始服用精神类药物，但他在网上查阅资料后并不太想服药，认为副作用大，会使自己的记忆力和理解力减退，注意力不能集中，所以吃药并不定量定时。海海说成绩下降对他来说是很大的打击，说"我的自尊心几乎完全依赖我的成绩"。

后来海海还是办理了退学，不上学也就没有了生活节律，昼夜颠倒，日常作息更加紊乱。他澡也不愿洗，不换衣服，卫生习惯很差，晚上经常不睡觉玩手机。父母因为他的精神问题，不敢再像从前那样去要求和管束他。母亲反而比从前更关心、更包容他，生怕刺激他敏感的神经，小心翼翼地照顾他，他每天吃什么菜、想干什么，母亲都百依百顺，甚至带着讨好的意味，希望能够对海海的恢复有所帮助。可是海海依旧精神恍惚、食欲极差、目光呆滞，没有一点儿笑容。

海海父亲大多时间隐忍，但有一次下班回家，看见海海一直躺在沙发上玩手机，终于忍不住怒火中烧，夺过手机，从窗口扔了下去。海海怒气冲冲地用脚踢窗户玻璃，用凳子把玻璃砸得七零八碎，并冲着楼下不断地大喊大叫："你们来呀，你们来呀！"单元楼里的人聚在楼下，七嘴八舌。海海父亲没有说什么，也没有再做什么，只是默默坐在沙发上流泪。海海叙述的原话是："爸爸并没有表现出惊恐，只是在流泪。"

海海的父亲在儿子这次震惊全楼的冲动行为后，开始督促海海按时吃药。原来他还有些幻想，希望儿子能回到从前优秀的样子，担心药物的副作用会让儿子的大脑受影响。但这次之后，他放弃了对于海海未来的种种愿望，只想每天能太平一些，至于海海优秀的未来，他已不再奢望。他真正开始重视和无奈地接受海海的精神问题了。

有一次，海海在家听见楼上的大爷在说他坏话，他感觉这个大爷早就在监听他的一举一动。他起初情绪烦躁，把所有门窗锁上，但依然听得很清晰，如不断重复"你很差"之类的，喋喋不休。海海实在不能控制自己的烦躁，冲上楼，大力地敲门。大爷开了门，他怒冲冲地喊道："不要再说我坏话了，你不累吗？你天天说，不要再说了，听见没?！"把大爷吓得够呛，慌忙关上门。他继续砸门，海海的父亲赶紧跑上来，把他带回去了。海海说："这次我注意到爸爸并没有神色惊恐，他显得挺淡定，让我感觉有些意外。"

难道说，海海对于父亲的表现有预判吗？他的冲动行为有多少"故意"和"无意"的成分呢？他不止一次说看见父亲神色淡定，然而，他在冲动的时候，居然有意识去留意父亲的态度和情绪？治疗中，我曾经问他："你爸爸没有表现惊恐，你有点儿意外吗？"他说："是的，他总是一副高高在上的样子，他明明很紧张，不知道是不是装的。"海海有意无意地希望看见父亲流露惊恐之色，因为在海海的内心深处，他最担心被父亲看不起，如果看见父亲惊慌失色的样子，他就会认为这是一种胜利。

服药后，海海的幻听有所减弱，但经常心慌心虚、坐立不安，身体感觉非常糟糕。而且，他自认为症状减弱不是药物的作用，而是有一次和父亲促膝长谈后减弱的，因为父亲否定他的幻听，告诉他这些都是他假想的、不存在的，没有人有时间在背后天天说他坏话，大家都很忙碌，并且说那个女生对他的喜欢也是不存在的。

海海起初怀疑过自己听见的不是真实的，甚至和那个声音对骂，叫它走开，试图屏蔽，但这个声音却越发严重地辱骂他，甚至说该滚的是海海，而且它对海海说："你爸妈都开始讨厌你，你太差了！"这令海海十分恐惧，担心父母真的不管他。他似乎相信了幻听的内容，因此对父母有点儿生气，慢慢表现出对他们的疏离冷漠。当这些幻听的感觉越来越强烈的时候，他对于脑子里的声音越来越矛盾，从怀疑到无法控制，之后渐渐相信这些声音就是真实存在的，由此导致他的情绪越来越冲动暴躁。

海海出生时是难产，小时候一直身体不好，经常生病。他母亲也身体偏弱，体形非常瘦小，性格也软弱。他父亲是家小企业主，性格霸道，平时和海海交流甚少。但在海海生病以后，父亲对他态度转变较大，会主动和孩子交流。海海认为父亲的转变对自己的病情有所缓解，但没有根本性的改变，他对父亲一直有强烈的依赖，又混杂着一股不服气的劲儿。对于母亲付出的一切，海海也是既依赖而又有所忽略，一切有点儿理所当然的味道。

海海辍学后日常生活懒散，总是待在家里，劳动能力差，不料理家务，不注意个人卫生，日常生活主要依赖母亲。母亲从他生病后就把工作辞了。海海有时候无所事事地拿手机玩儿，但很快又会发脾气，因为平时爱玩儿的游戏现在都玩儿不下去，完成游戏任务都变得有点儿困难。海海吃药之前，思维活跃，数理化成绩好，脑子转得很快，每天想法很多，对未来也充满希望和期待，喜欢听歌和看书，自己偶尔还写点儿诗词。吃药之后兴趣丧失，他看电视只能快进，看不了几分钟就不想看了，觉得自己和废人一样。他很反感服药，认为药物没有作用，而且让自己变胖变笨，变得不由自主地手脚抖动，记忆力减退。肥胖导致他产生更糟糕的自我印象，自尊下降，继而影响到药物治疗的依从性，导致病情复发，他中间几次出院又几次住院。

海海在经过心理和躯体治疗后，药物的副作用得到缓解，对病症的认知提高了，不再擅自停药减药。当一个人的生理功能长期被药物控制在一个"正常"水平的时候，身体在适应有药物介入后新的平衡，停药就会破坏原来的"正常"，使病情复发，甚至一次比一次严重。每一次复发，都会比上一次治疗使用更大剂量的药物，副作用更大，最后形成一个恶性循环。海海慢慢理解到不能性急，要给大脑更多时间重新适应；要根据症状，循序渐进，消退药物的新平衡。

海海说："我如果没有生病的话，至少是上了985的学霸。"

"其实你在病情严重的时候，并不会在乎什么985、北大清华之类，甚至都想不起来，是吗？"

"好像是的。"

"所以，你的大脑在觉醒。从幻想回到现实，你有没有面临困难呢？"

"有。原来我只觉得自己生病了，可病好了，又不知道自己能干什么，也不知道该干什么，不知道能不能交女朋友，不知道未来怎么活，感到一无所有，很茫然！"

"你是不是宁愿没有被治好，就像在梦里，不愿醒过来？"

"不知道……我想应该不是的，我好不容易醒过来……"

"几年了，你就像被困在迷宫中，其实总有被困的理由。这几年生病的意义是什么？"

"我暂时躲起来了……"

"它是不是在你生命最无助、最无力的时候出现，暂时解除了你在学业上的自尊心危机，也让家中剑拔弩张的气氛立刻和缓下来？"

"嗯，我躲进了幻想之中。"

"所谓的疯言疯语，其实是在替你扛下了压力吗？大脑在努力，你应该能感觉到的。"

"我也得加油!!! "

"休息好，锻炼好，营养跟上，心态放好点儿，按时吃药。"

想要清醒的痛苦，还是病态的麻木，海海已经做出了选择。他萌发出面对现实生活的勇气，想把因病耽误的几年光阴一点点补回来。海海准备继续考学，他搬离了原来住的地方，一边工作，一边恢复，一边学习。不过他说自己还是年龄偏大，不想回学校上学，而是想通过自考完成学业。

只要有希望，海海的状态将一年好过一年，慢慢趋于正常。他在一点点找回曾经让他引以为傲的想象力、创造力和思考力，慢慢地，一切都会呈现出令人满意的状态。

最难受的还是海海的父母，从对曾经名列前茅的他抱有很大希望到降低期望值，到勉强维持，直到安住当下。

治疗记录

触诊查体

我对海海说:"先别老想着精神病,觉得自己脑子有病之类的,许多精神障碍其实是生理疾病,需要先把身体上的问题解决了。虽然你没检查出大毛病,但成天感到不舒服,这就不是健康状态,先把身体通一通。"通常精神分裂症患者的精神和行为管理受到医生的极大关注,但病人躯体合并症的检测和治疗并没有引起足够重视,如精神科患者常见的心血管疾病、二型糖尿病及关节炎等。对于一些青少年患者,他们也许没有达到躯体共病等一些具体疾病的具体诊断标准,但他们必定有生理上的种种不适。

我对海海进行了全面的查体,不是使用仪器,而是通过中医诊断的触诊。触诊是医生对病人肌肤、四肢、胸腹等病变部位进行触摸按压,分辨其温、凉、润、燥、软、硬、肿胀、包块及病人对按压的反应(如疼痛、喜按、拒按等),以推断疾病的部位和性质。

海海的身体看起来皮肤光亮如涂油、膨胀外透,皮肤上似有明显油垢,手心、足心以及腋下等处,常有点儿潮,尤其整个小腿到足部肿胀明显,这都是痰湿之热内蕴的反应。热属阳邪而主动,具膨胀外透的特点。他的左半边相对更僵硬,胸部中央膻中穴位置凹陷,像有个小窝,背上心俞穴和膈俞穴有较大的气包,连带着右侧背异常隆起,脚底板上全息对应大肠反射区呈泥沙状和条索状,胃反射区处有棉花触觉的包块。那时他经常便秘,经常一周排便一次。

痰、火因素在本病中起了重要作用。心郁生热,因热生痰,痰热不化，蒙蔽脑窍。海海六脉滑实，两寸尤甚（痰热在上蒙蔽神志）。脉象关前滑实，则痰热上壅，堵塞心脑相通之经，则神识昏愦。

一般汤药治疗当以镇坠之剂以下其痰热，然后能使心脑之神明复旧。能不用药尽量不用药，所以我没有用汤药治疗，而是通过刺血拔罐以及针灸治疗，治以清热化痰，开窍醒神。

刺血太阳穴、曲泽穴，流出的血色紫黑，使邪热外泄，针刺放血本身有镇静安神的作用，通过理血调气，通达经络，使脏腑气血调和而恢复正常生理功能。临床上用针刺放血治疗精神分裂症、小儿狂症、癫症、失眠等疾病，有较好的镇静作用。多数病人经针刺放血后，会马上安静下来，熟睡后一觉醒来，神智多见清爽。

因在俞穴上有气包及周围有异常隆起，施以心俞和膈俞梅花针叩刺拔罐，围刺使气包消解。太阳穴颞侧附近青筋放血，注意避开小动脉血管。在双踝关节、肘关节、腕关节、膝关节附近，找那些怒张的血管刺血。

在经过这些治疗过程后，海海觉得呼吸更顺畅了，眼睛也明亮了，不再坐立不安，但身体也会有些疲累感，这是治疗后正常的感觉，重要的是睡眠更好，幻听在减少。

同时配合针灸治疗，因为幻听患者辨听声音，主要激活颞叶和额叶。取足部全息脑针的颞叶和额叶区域进行长针深刺，配合足底的肠胃反射区，通任脉的脐针〔因胸部有凹陷，而且通常他下午发病，体内（同"踝"）邪阳内盛，阳占阴位，阳不入阴，用于补阴〕。在留针时，刻意让他想象幻听时最不堪忍受的内容和声音。

他起初能听见，后来越来越难听见。有一次我特意打开房门，正好外面有人经过发出一些声响，让他再想象，他说只能模糊听见一两句评价性语言；有时候只是滋滋的响声，听不见人声。

海海扎针后排便正常化。排便之前觉得心口堵得慌，便后痛快，便时能感觉似有东西滑落出来，便中有絮状物，或者果冻状物质。偶尔还有猪血糕状物（此为痰浊与瘀血的混合物）排出，中挟痰块黏结，挑之不开，此所谓顽痰。而且排便时自感有热气出来，每次排完大便有舒畅感，但入睡时皮肤有点儿燥热痒感，此属血分还有热。查体看胸部凹陷处已经慢慢恢复正常鼓起，但隔着衣服都能感觉胸口及腹部热气外散。点开穴位中的阻滞之气，待膈俞、心俞开通之后，吐出大量带紫血的浓痰，后又三阴交、血海刺出血，以理血、清热、调经，辅以点刺曲池散风和营，点刺少府清心透热，痰涎随下后，则神志清醒，脉不滑实。

海海感觉到的热感，是体内血瘀之后发热，且因热生痰的结果。而且生病后其母因为心疼孩子，给他吃了太多高脂高糖类食物，也助湿助热。这与堆在一起的垃圾会腐败而生热是一个道理。瘀血是传统医学最重要的概念之一，用现代医学的说法，是微循环障碍的一种症候群。身上有瘀血的话，有一些与血相关的穴道，如海海的血海穴、膈俞穴、三阴交穴点按有刺痛感，这些反应都是与体内瘀血相对应的反应。

经过一段时间的治疗，海海说，他好像变聪明了，眼睛和鼻腔有通气感，左半边身体僵硬感消失，腿脚更轻松——原来觉得如灌铅般沉重（痰湿阻络，腿足部肿胀）。晚上睡眠更好，幻听"像豆子似的要冒出来但没出来"，后来基本上没有幻听了。他起初见我和我说话时，口水不断外溢，甚至不能自控地流涎，现在这些痰湿之象都消退了。

同时，饮食上忌口，不能吃蛋黄、糯米、油条等高糖高脂类黏腻、煎炸之物，这些东西都容易生痰助火，令老痰顽痰梗塞在胸膈，清理不尽。这样鸠占鹊巢，神志便没法内舍于心而安。治疗一段时间后，海海身体里面像是经历了一场正邪之战，消耗了气血，身体会觉得累，我建议他补充易于消化和吸收代谢的肉汤。身体感受上的好转让海海的自我印象提升了，对病症的恢复更有信心了，对治疗的动力增加了。

与内心的"唠叨鬼"和解

除了身体的调理，我的治疗方案还要针对他的主要症状——幻听。当声音出现以后，海海应该做些什么或者能做些什么，一定要有可实操的方法，而不是等着自己被幻听整得烦躁冲动。所以在去除身体感受负累的同时，还要引导他处理幻听，学会如何处理，而不是被声音折磨，束手无策，导致情绪失控。

一边是中医治疗，一边同步进行心理治疗。

海海刚发病时怀疑过自己听见的不是真的，甚至和声音对骂，试图将其屏蔽，叫它走开。但这样敌对的方式让他陷入了更为泛化的幻听，甚至开始对父母至亲产生怀疑。那段时间他的自知力越来越弱，也越陷越深，服药后症状有所缓解，自知力才恢复些。所以对海海来说，和声音对抗只会恶化症状。海海问我："我听见的的确是别人的说话声吗？你们听不见？全是我自己想象出来的？"

这样的问题，我想他问过不少人了，包括前面的诊治医生、父母以及同学。这个答案的是和否已经没有意义，也会让他陷入没有结果的混乱和更多的自我怀疑。他的精神痛苦是切实存在的，作为旁人并不能完全理解他听见的那些声音。试图用理性说服他，对于海海并没有深刻的说服力。

我对他说："这个世界上有很多未解之谜，比如宇宙从何而来，生命如何起源，意识如何产生。"海海曾经是个爱学习的孩子，在生病前看过不少书，对于宏大主题的内容很感兴趣，所以我才从这些点切入。

海海问我："哦，那你从未听见过声音吗？"

我说："我也会和自己对话，每个人都会这么做，就像内心的唠叨鬼碎碎念，经常和内部的声音交流对话。比如要考试了，你会对自己说加油，另一方面可能又想偷懒懈怠；或者肚子疼了，你会对自己说要爱护身体少吃凉的，但可能另一个声音会说'冰激凌真的太好吃了，真想吃'。那么我要在内心不同的声音中做出选择。"

我把他的幻听引导为内部语言的一种语言思维，这样才有可操作性。如果认为声音是外部强加进来的，会让患者恐惧和无能为力。事实上，精神病患的幻听也不尽相同，有些更严重的病症是患者真正听到了外部传来的声音，和现实生活有严重的脱节，这种情况比内部语言的幻听病情更重。还有些病人只有非言语性幻听，没有言语性幻听，比如听到类似动物的尖锐叫声，非常刺耳，容易令人发狂。

　　"你的幻听是真是假，先放在一边存而不论，但你的感觉是真的。我们谈谈，当声音出现的时候，我们能做些什么。每个人都会自话自说，你知道内部语言对话的阶段从什么时候开始吗？"

　　海海对我的问法很感兴趣："啊，什么时候？"

　　这种自言自语的情况更多出现在3~6岁的孩子身上，也有1~3岁的孩子会喜欢自言自语。心理学上把自言自语的情况称为"自我中心语言"。孩子的大脑思维在发育，语言能力在拓展。他们有时候一个人扮演两个人玩，一问一答；有时候不仅和自己说话，还和他的玩偶们说话。比如说："你怕吗？我什么都不怕！你们那么多人，打得过我们吗？当然啦，因为我有魔法。你们有什么魔力？我们是超级小飞侠，任何困难都不怕……"

　　我绘声绘色地模仿，海海脸部放松下来，呆呆的目光开始有点儿闪动，说："对，我小时候也有过的，自己和自己说话，但内容不像现在这样。"

　　"不像现在这样不友好？所以你越讨厌他们，他们会越喜欢捣乱，这就是他们的恶作剧。"

　　我在引导他减弱对幻听的敌意，把它或它们，当成比他年龄更小的、顽劣的声音："如果你很讨厌这些声音，那么这些声音会故意制造混乱，发出一些噪音和乱语。你想把这个'捣乱者'强行赶到门外推出去，结果这个'捣乱者'却发怒了，无法控制，给你带来更大的麻烦，在门外大喊大叫。所以你可以去和'捣乱者'谈一谈，重新接纳它，或许能消除敌对和压抑，带来和平，才能安宁下来。"他可以善待这些声音，当声音出现时，与它们谈话，并且要将它们当成小孩子那样对待。

"尽管这些声音并不友善，它们依旧是你的朋友。而且你与这些声音之间的关系很私密，慢慢去理解它们，才能改善你们的关系。"

海海一般幻听最多且心情最差的时候是在下午，尤其是五六点，其他时间幻听则没那么密集。我特意安排这个时间让他过来，教他如何与幻听对话。对话的过程其实是安抚海海的过程，这些幻听的内容是他人格的一部分，是他自己"精神分裂"出来的，只是无法控制它。与幻听的对话，如同疗愈自己的内在小孩，拥抱自己，陪伴脆弱的内在小孩，而不是嫌弃或者暴力抵抗，因为"病"和"人"始终是一体的。

精神分裂症患者幻听的内部语言和普通人的内部语言并没有明显差异，但普通人的内部语言大部分是正面的、积极的，自己可控；而精神分裂症患者的内部语言往往不受控制，负面消极，且幻听与缺乏对自己语言思维（尤其是内部语言思维）的监控有关。

幻听的内容是关键的线索，比梦境更为直接。正常人往往无法说服有被害妄想、钟情妄想、超价观念等的患者，即使证据确凿或毫无现实根据也是如此——因为患者经验系统内部的证据选择已经穿上了偏见的外衣。正所谓"怕什么来什么"，担心本身就会引起强烈的注意，而对这种注意的解读已经预设担心的内容，即心理学中的启动效应。

许多人都会有一种错觉，认为自己喜欢的人也喜欢自己，这不算是精神类疾病，但这种想法过了头，就成为病态了。妄想症状常见于一些严重的精神疾病，病人无法分清真实和幻想，而他们幻听带出的内部语言可能是其最深一层的隐私。海海听见女同学说喜欢她，其实是他自己最深处的渴望，像是在清醒时分对梦境的追寻，但他并未意识到这是个梦。如同我们大部分人在做梦时，通常也不会意识到自己在做梦。这个梦，他无法控制它，反而被梦所控制，还无条件地相信梦就是现实，仿佛另有尘世。当现实拒绝了他时，当他无力摆脱生活的困境时，精神分裂便是组建自己"异世界"的手段，病态地展现自我建构过程中的无望。

海海总听到别人对他的负面评价，其实是他相信自己是残渣、废物，正是这一点使他陷入疯狂。如果他对自己的评价能够更积极，负面的幻听内容就不能涌入他的大脑——那个异世界正是通过声音来显现，而且带着强迫思维、妄想的内容。如果说恐惧症是外部世界的咒语，那么精神分裂共病的强迫症就是内部世界的口语。当一些负面念头突如其来地出现，以至于要用其他念头来抵制，他就会越抵制越难以限制这些念头的泛滥，从而导致强迫性行为和思维的发生，越不想听，越讨厌听，越能听见。

对于精神疾病的治疗不能把病症与病人分割开来，精神疾病与病人之间存在着解不开的联系。精神疾病在哪里止步，病人就在哪里开始，他们其实是一体的。让病人与想象中的敌人交上朋友，他才不会和自己打架。我认为治疗方案兼顾"我"与"我的疾病"才能更有效，不能将二者分开。幻听的内容表达出的潜意识里的垃圾，是人格的阴影部分。当我们对阴影的存在有所觉察，觉察本身就是应付阴影的一部分；此外，更需要一种接纳的态度，对阴影进行整合，而不是一味地压抑和抗拒。引导海海和阴影部分的对话，就是一种积极的整合。

千万不能无所事事

精神病患的很多的思维方式会退行到儿童时期，如幻想、以自我为中心、泛灵论等。他们不能分清存在于头脑中的事物和客观存在事物之间的差别，正如幼儿经常把自己的想象同客观现实相混淆，并以为想象就是外在现实。由于他们常常不能把想象与现实分开，不自觉地使自己的认识无限扩张，所以常常无意识地说一些"谎话"或者是"胡言乱语"。他们不仅没有办法区别现实和非现实，而且不能分清生命体和无生命体之间的差别——这是幼儿的泛灵心理，即把所有的事物都视为有生命和有意向的东西的一种心理倾向。例如，小朋友会和娃娃、布熊等玩偶讲话，精神分裂的病人也会和石头桌子说话。

所谓退行，就是个体放弃了已经掌握和具备的能力，为了逃避痛苦而躲进自己的内心世界，放弃与现实时间的连接，用一种十分幼稚的方式应对生活压力。从某种程度上来说，精神分裂症就是保护个体逃离痛苦的现实世界的一种生存策略。

如果当下的环境让个体无法承受，难以处理，他就更容易退行到过去，回到早年的体验模式中，变成一个心灵上的孩子。反之，如果当下的环境中有足够的支持，个体就更容易选择在当下直接处理问题和情绪。

退行本身是一种自我防御功能，是自我保护的一种方式，保护我们不被未知的、强烈的情绪淹没，以维持或尽快恢复正常的社会功能。退行在一定程度上是可以"自行恢复"的，当应激源消失，适应了环境，或者我们对当下的情绪状态有了理解，就会从自我保护的状态中走出来了。例如，不少人悲伤的时候会像孩子一样痛哭一场，哭完就舒服了，这是健康的退行形式，这种形式基于一个前提——自体结构是相对统一完整的。如果自体结构过于破碎，无法自行恢复自我功能，那么最极端的退行情况就是精神病发作——一个人完全退回婴幼儿，退回到"初级过程"，即幻觉妄想的状态，现实感完全丧失。如果要恢复自我功能则是相对困难的。

精神病患的退行不仅表现在思维方面，也表现在日常行为方面，尤其是当患者的年龄偏小，在疾病表现中日常生活的退行就可能会加重。儿童和青少年患者常常会从病患角色中获益，有时候会不自觉地加重某些症状。

海海在确诊疾病以后，父母对他的态度有了变化，加倍用心地呵护。而他也从"保持学霸地位"的压力中挣脱出来。海海不具备适应和调试能力，他从现实中抽离出来，躲进自己所建构的虚拟世界中，不仅"幻想"能在一定程度上给他提供保护，而且父母的态度行为转变也给他带来了更多的益处。因疾病获益是一个结果，并不是病人自己处心积虑的，一切都是自觉而不自觉的。海海因此可以心安理得地让自己懒一点儿、任性一些，以前没有得到的东西，现在得到了充分满足，同时可以控制家人对自己的关注。再比如，海海在情绪冲动时对父亲的观察，也是种控制欲望和潜藏愤怒的表达，潜意识里他也想看见父亲面对他的病症时的无能为力——他打败了父亲，这是青春期男孩想要超越父亲的潜意识愿望。

总而言之，在疾病之外获得更多的舒适、包容和呵护，就像真的回到童年——患者应对社会环境出现重重困难后，就会启动自我保护机制。患者的心理行为活动，往往会退回到儿童期活动水平，自我封闭、行为退缩、思想幼稚，躲进舒适区出不来，表现出越来越重的症状。

有些父母会说，孩子已经生病了，还怎么要求他？其实在症状得到缓解时，病人也可以承担一些分内之事，千万不能无所事事，脱离生活和社会本身。越脱离社会，越依赖自我构建的幻想世界，这并不利于疾病的康复。在力所能及的情况下，孩子必须学会承担对自我的一部分小小责任。

疾病带来"获益"和"失去"，其实让海海内心冲突更强烈，越是表面的获益就越在现实上失去，人生最宝贵的青春时间，都耗在这个病上了，与同龄人相比早已落下了不可逾越的距离。别人正常读完高中上了大学，而他几年的时间都耗在了求医问药和自我纠结之中，离滚动的社会车轮越来越远，躲在父母的保护下并不是他内心真正想要的安全感。

即使一个正常人，如果脱离社会环境许多年，他的思想、情感、行为及神经系统反应同样也会固化在旧的模式和框架里，更何况是患病在身的精神分裂患者呢。一个人即使原来运动功能是正常的，但是如果"长"在床上不下地，半年以后下地，他已经走不稳了，甚至根本无法走路了。

患者唯一的选择，就是活在当下，以现有基础为起点，开启自己新的人生。

在治疗后期，我已经与海海达成协议，制订详尽的个人化康复计划，运动是其中重要的环节。第一个目标：学会一项运动。对于海海而言，最好是一项需要刻意学习的运动，而不是简单的跑步。刻意学习的过程才能锻炼到大脑神经细胞，运动带来思维过程。我教了他太极剑。当然这项运动并不适合有攻击性行为的精神病患——有一个女患者持刀伤了人，所以需要谨慎选择另外的运动疗法。

同时还有针对大脑的一些训练，通过在治疗当中的学习，海海可以自行开展这些训练。这些计划让海海有些忙碌，生活充实，这样便不会无事生非。通过打造生活细节，大脑肌肉能够获得连续的锻炼，只有持续不断才有意义，就像滴水穿石的力量。

1. 舒尔特方格训练，舒尔特表可以通过动态的练习锻炼视神经末梢。心理学上用此表来研究和提升心理感知的速度，培养注意力集中、分配、控制的能力。

2. 海海上学时最喜欢数学，我建议他每天做一道符合他学科程度的高中数学题。也正是因为这些训练，让他萌生继续读书的想法，他对于学习是有兴趣的。

3. 学英语，看英语小说和听英语广播。

4. 阅读，一周看完一本书。

5. 生活方面保持一些良好的卫生习惯，承担自己可以承担的家务劳动。海海养了一条狗，照顾宠物也可以培养他的责

　　任心。

　　在疾病的发展进程中，我们看见退行对海海的身体和心理精神的负面启动，但它是一个机会，只要去发现，就可以看见重新发展的可能性。每一个患者或多或少地保持一些心理健康功能，即使程度有限，也能增强这些部分。

　　对于社会适应功能本来就明显不足的精神分裂症患者来说，长期脱离社会后重返社会的难度肯定是几何级的增加。甚至神经系统本身，因为用进废退的原因，也可能出现不可逆的结构性改变。由此可见，精神分裂症患者的康复训练工作，一定要及早着手。人的能力不是天上掉下来的，也不是靠吃药吃出来的，是在工作、学习和生活中，一点一滴积累起来的。

疗愈课堂

青春期精神分裂症的特殊性

　　我一直从事心理疾病、心身疾病等的应用研究和治疗，接诊过一些被大医院诊断为精神分裂的患者，在治疗中发现存在不少过度医疗的情况。精神分裂症患者不能依靠 CT、MRI、超声、生理生化等客观指标进行定性定量分析，诊断主要依赖大夫的个人经验和责任心，没有很多的客观检查结果，可依赖的是相对公认症状学认定、训练有素的临床晤谈程序、基本的医患沟通技能、相对量化的量表测查，对照 CCMD-3、ICD-10 等精神科通用的国际国内诊断标准，然后根据医者的职业经验，做出精神疾病性质、严重程度、自知力的具体诊断。实际上，每一个人类个体都十分复杂，医者个人经验无法放之四海而皆准，也难以重复和模仿，疾病诊断时一定要审慎和周全。

尤其对于青春期出现了精神病性症状的孩子，医生在给出诊断的时候应特别慎重，综合权衡，精准诊治，因为并非只有精神分裂症患者才会出现幻听、幻觉的症状。实际上，有很多疾病的患者都会出现一系列幻觉的症状——听觉、视觉、嗅觉、味觉和感觉到不存在的事物，如帕金森病、脑瘤、癫痫、偏头痛、痴呆症、阿尔茨海默病等。还有一些与精神分裂症接近的偏执障碍、妄想状态、重症抑郁的幻听、双相情感障碍抑郁发作，也需要做认真的鉴别诊断。

再比如，我曾接诊了一个孩子，他已服用了两年药物，看上去淡漠、愚蠢、呆板，大舌头而发音不清，记忆力减退，智力低下，嗜睡，反应迟钝，还伴发焦虑、抑郁等，这些症状类似精神分裂的阴性症状。这个孩子对任何事物都比较敏感，在外院一度被诊断为精神分裂，后来发现误诊，其实是甲减引起的症状表现——由于甲状腺激素合成减少造成功能低下，导致人体基础代谢降低，大脑兴奋度降低。

"精神分裂症"这个疾病诊断结果，会给孩子和家长带来极大的压力，因为"疯子"这样的标签就是个大的阴影。如果分裂症状不严重的话，初诊结论可相对保守，以减少对孩子的负面影响。本文个案的海海确诊后，上网查完相关信息，瞬间心情跌落谷底。这些患者一般都是信心不足的人，听到诊断结果更是雪上加霜。医生要充分调动患者自身参与治疗的积极性，不断激发孩子的自我拯救自我疗愈的力量，才能取得理想的康复结果。如果疾病的治疗不能带来希望，就失去治疗价值了。看病、看人，最后还是要让患者看见生命的希望与光亮。

精神分裂症的发病年龄似乎具有选择性。研究表明，大部分精神分裂症患者的发病时间都在十几到二十几岁之间，所以青少年时期是预防精神分裂症的关键时期。由于青春期身心发展的特殊性，精神科医生在诊治青少年的精神病性障碍时，应考虑到患者的病情与青春期发展任务、体内激素水平波动高、情绪起伏大之间的关联性。

青春期是人的一生中最容易出现自我中心、思维偏倚、自我概念混乱、情绪波动、行为出格等类精神病性症状的特殊时期，该阶段面临心理发育与生理发育不协调发展的冲突。同时，面对一系列新的人生课题，如性意识觉醒、学业压力、同伴压力，自我概念初步建立，外界压力陡增，孩子容易出现精神疾病上的易感性——有的人表现出轻微的情绪失调，如敏感多疑、焦虑紧张等；有的人表现出抑郁焦虑等神经症症候，严重的会出现哭笑无常、自语、幻觉、妄想等精神病性症状。

在诊疗上，我们不能忽视孩子青春期特定的发展任务，要去关注青春期心理发展危机，加大心理治疗任务，解读出症状背后没有得到满足的心理需求，不能像对待成人患者那样，仅仅为了消除精神症状，就频繁采用加大药量的方法。在青春期精神分裂症初发期，不能直接截取孩子的核心症状，机械套用诊断标准后就给出结论。

在发病初期最好是多看几个医生，多听取不同的建议，以获得对这个疾病本身更全面的了解。不能单纯听取个别精神科医生的建议，要综合几个医生的意见后再做出选择，5~20分钟是无法准确诊断关乎孩子一生的这个难题的，大多诊断就是医生的主观判断。

我的临床实践表明，类似个案中海海的许多患者经过躯体症状的自然疗法，幻觉症状处理、童年创伤处理、人际关系处理和自我概念重建等一系列周期性的心理治疗，再加强社会心理行为功能训练，患者的治疗及预后情况较好，随访一直稳定，不易复发。一个人的心理承受能力是有极限的，心理耗竭达到一定程度后，他的认知反应、情感管理和意志行为，就会完全失控。如果家长真正想孩子理想康复，更需要在用药之外多下功夫。康复，相当于陪孩子重新回顾过去的那一段路，这需要爱、耐心、情感、坚持和意志，而不是只花钱就可以解决的。

精神分裂症的前兆

精神分裂症像其他障碍一样，也遵循一个规律性的过程或者说是随时间推移，有渐进的阶段。有些病例发病很急，就几天工夫，一个相当正常的人就会变成一个幻觉性精神病人，突发的创伤性事件并不一定会导致一个人患上精神分裂症。若在这之前没有任何明显的精神病性症状出现，那么这可能是一种应激反应。大多病例，其机能是逐渐衰退的，其发病的高峰在青少年晚期至成年早期

（16~30 岁）。患者都是逐渐地、缓慢地发展出一系列具有诊断意义的症状的，像这样慢性的下滑就是预兆期。精神分裂症的症状发展缓慢，它可能会在青少年早期开始出现迹象，患者应该在精神分裂症发作前的前驱期，积极寻求治疗。

要预防分裂症患者出现精神残疾，早期干预治疗非常重要。精神分裂症的早期干预治疗，就是对初发早期的精神分裂症患者，在治疗上达到四个早期：早期发现，早期确诊，早期进行系统、彻底的药物治疗，早期进行全面的心理干预治疗。随着治疗方式的不断进步、治疗经验的不断科学化，精神分裂症的治疗前景是比较乐观的。特别是在精神分裂症第一次发病得到及时治疗的患者中，75% 可以治愈，20% 可以保持终身健康。如果不治疗，精神分裂症则是一个慢性、迁延性和反复发作的疾病，容易出现社会功能衰退和精神残疾。

当然，不同的个体，精神分裂症患者身体也会出现各种各样的异常，但总体上精神分裂症患者会有以下症状表现，预兆期开始得越早，预后就越差，以下是预兆期的一些表现：

◎ 学习成绩或工作表现显著下降。

◎ 社会性退缩，一心沉湎于自己的想法，减少与环境的接触。

◎ 思维障碍，突然无法清晰地思考或集中注意力。

◎ 难以入睡或嗜睡，易惊醒或睡眠不深，整夜做噩梦。

◎ 敏感多疑，想法偏执，注意他人的一举一动，把周围的一些平常之事和自己联系起来。

◎ 情感分离，对外部世界发生的事件缺少注意，对周围的事情不感兴趣。

◎ 变得冷漠，对亲人不关心，缺少应有的感情交流，与朋友疏远，或因一点儿小事而发脾气，莫名其妙地伤心落泪或欣喜等。

◎ 行为怪僻，喜欢独处，不知羞耻，自语自笑。

◎ 有新的充满激情的想法，而这些想法对别人来说似乎很奇怪。

◎ 有奇怪的感觉或看起来他们根本没有任何感觉。

◎ 生活懒散，不修边幅，纪律松弛，不关心自己的仪表和个人卫生，忘记洗澡，和衣而眠。

◎ 很难分辨什么是真实的，什么不是真实的。

◎ 语言表达异常，交谈费力或莫名其妙，反复重复同一内容等。

精神分裂症的成因

大脑具有世界上最复杂的结构，人类一直试图弄清楚它是如何工作的。精神分裂症也是如此，这是一种精神障碍，会影响人们对现实世界的感知。虽然现代医学对于精神分裂症的研究一直在继续，但关于其确切的形成原因尚未达成共识。可能不是由某个单一的原因导致了精神分裂症，相反，多种因素的综合影响可能共同导致了精神分裂症，尤其是早发性精神分裂症。研究人员发现了几种可能导致精神分裂症的因素，包括：遗传因素、环境因素、大脑结构和功能异常。

遗传

精神分裂症会在家族中遗传吗？不一定。但是，遗传基因可能在这种情况的发展中起着重要作用。有精神分裂症家族史的人确实有更大的机会患上这种疾病，但这并不意味着家中有患有精神分裂症的近亲，你就一定会患上精神分裂症，只能说患病概率比普通人更高。还有许多其他因素，综合作用之下才会导致这种精神心理疾病。

美国国家心理健康研究所相关报告称，超过 250 个基因组成部分与精神分裂症的风险有关。每个部分都起着很小的作用，它们一起起着重要的作用。某些基因组合或突变，可能会增加个体患精神分裂症的风险。

环境

有一些环境因素与患精神分裂症的概率更高有关，但这并不意味着这些因素会单独导致精神分裂症，而是它们可能与其他因素相互作用，从而增加患这种疾病的概率。一些可能与精神分裂症有关的环境因素包括：

◎ 童年遭受心理创伤（如虐待、忽视、重大事故）。

◎ 分娩并发症（如早产、低体重、缺氧）。

◎ 妊娠期间的并发症（大出血、妊娠糖尿病、紧急剖宫产）。

◎ 妊娠期间的营养不良、疾病和产妇压力。

◎ 发展成长过程中面临的巨大压力和心理创伤等。

◎ 发生病毒感染（如孕产妇生殖器感染）。

◎ 社交孤立。

◎ 搬家或移民。

◎ 生活在严重污染的环境中。

◎ 吸食毒品等。

◎ 受到某些病毒感染等。

大脑的变化

据美国国家心理健康研究所的报告称，一些精神分裂症患者的大脑结构和功能与没有精神分裂症的人不同。例如，其某些大脑区域的大小和区域之间的连通性可能不同。目前尚不清楚这些大脑结构和连接如何与精神分裂症相关，其中一些差异可能在个体出生前就已经形成。

在当下科学技术和相关设备的支持下，一些研究已经观察到精神分裂症患者大脑结构的变化：颞叶体积减小，颞叶和额叶中白质连接的变化，大脑总体积减小。然而，这些观察结果并不是决定性的，也不确定大脑的变化是不是导致精神分裂症的原因，或是精神分裂症的副作用。大脑的变化通常是非常轻微的，并非每个精神分裂症患者都会出现大脑方面的变化，这些特定的变化也可能发生在没有患精神分裂症的人身上。

高压力水平也可能会增加一个人患精神分裂症的风险，压力升高是引发精神分裂症的原因，因为压力的增加不仅会导致人体发生一些生化变化，还会提高皮质醇激素的水平。如果你经历过创伤或承受过极度压力，无论是在童年时期，还是在之后的生活中，尽早获得心理治疗和支持可能会成为预防精神分裂症发作的保护因素。

聘请心理医生做长期管理

精神分裂需要全病程治疗，为患者提供一个连续的、全面的医疗服务，通常急性发作的患者能接受系统的诊治。医院并不能满足全病程治疗的需求，有些家属会提出患者长期住院，但是长期住院会导致患者与社会相对隔离，社会功能降低。对患者症状的控制并非治疗的最终目的，如何让他们恢复社会功能才是我们关注的焦点。

大多数患者出现病情迁延反复，经过反复发作的患者较多出现生理衰退和终身精神残疾。如果经济条件允许，可以在患者急性期治疗结束后，常规化聘请家庭心理医生，对精神健康领域、躯体健康领域、日常生活领域、社会关系领域、工作和学习领域进行专业管理。这种方式对于患者的巩固和维持非常有意义，因为患者应对生活中的各种矛盾、冲突和压力，都是有困难的，患者出院后的监督和预防复发主要由家人来承担，但家人承担这些责任往往心有余而力不足。

有了常规心理治疗的介入，再连续监测患者的精神症状，积极处理药物不良反应、精神疾病共病等问题。只有专业的心理医师才能系统全面地把握患者的精神心理状态。在病情维持期，患者回归生活、接受社会锻炼后，依然要面对与人交往后的一些敏感状态，工作上或者学业上的新问题产生心理新变化，或者有情绪上的压力，心理医生可以即时跟进和促进患者的心理成长，促进其发展成熟的社会功能，成为患者强有力的支持资源，为其提供个性化的持续治疗。及时帮助患者解决康复过程中出现的新症状和新问题，减弱他们在现实生活中可能出现的精神压力，识别复发先兆。最大限度保持病情稳定，能有效降低精神分裂症的复发率。

同时，专业的常规性支撑，也可为患者父母提供社会支持网络，帮助减少父母对孩子的指责和过度干涉，帮助父母舒缓因孩子疾病而出现的痛苦情绪（如悲伤、愤怒和焦虑等），为父母提供解决问题的专业指导，来解决与患者共同生活中所遇到的各种各样的问题，以抗击对于重性精神疾患的孤独无助感。

增强疗愈信心

不少人对精神分裂患者有偏见，其实很多患者在各个行业中，如果不发病，你不会发现他有问题。他们有的聊天很有才气，能言善道，走近他们你才会了解他们，精神分裂症患者症状的严重程度有很大的不同，这不仅和疾病本身有关，也和他们所处的家庭环境和生活状况有关。的确，有一些精神分裂症患者在病态中挣扎。也有许多精神分裂症患者仍能回归正常的生活，他们一样可以拥有工作、家庭和充实的爱好。

即便患有精神分裂症，患者也可以带着它一起正常生活，像所有慢性疾病如糖尿病或心脏病一样，与疾病共存，关键是找到正确的治疗方法并坚持下去。治疗方案因患者的具体症状、困难和需求而不同。一般来说，有效的治疗包括服用抗精神病药物和接受心理治疗。抗精神病药物有助于减少幻觉和妄想症状，而心理治疗能减轻认知和情绪症状，也有助于以下这些方面：有效地管理压力，参与日常活动，完成很重要的生活目标，改善生活质量。

一项为期16年的跟踪研究发现，通过科学规范的治疗，精神分裂症患者的症状和生活质量都得到改善。他们也倾向于独立生活、工作，并获得社会支持。

所以，应让孩子参与到治疗方案的设计中来，采用药物、心理干预、环境建设、行为训练等综合性治疗措施，增加患者参与决策的机会。这是患者对自己的责任，也是医生对患者的尊重，而且这样才更能提升青春期精神分裂症的治疗康复效果。此外，家庭支持以及专业支持也非常有帮助。

需要注意的是，这里的有效治疗并不是指完全治愈精神分裂症，而是指"控制和缓解精神分裂症症状"，从而让患者能够回归正常的生活，提高患者的生活质量。这里特别提醒患者和家属，孩子有什么压力要让他及时排解，不要把短期压力变成长期慢压力。当压力已经到极限了，孩子无法承受了，就容易精神崩溃。即使没有家族遗传的朋友，如果压力过大，陷入一些事件或者痛苦里时间过久过长，也有可能导致患病。所以不存在绝对遗传性，而在于家长平时对孩子的心理健康重视度是否足够。很多孩子有痛苦却不去找心理医生，其实没有必要扛着，及早干预是上策。目前社会压力大，各种心理冲突增多，精神分裂患病人数逐年呈现上升趋势。因此每个人都要做好日常的心理保健，有困扰时不要压抑自己，可以找朋友谈心，用健康的方式来排解压力，或者及时寻求心理专业帮助，进行心理疏导，避免患上心理疾病和精神疾病，这一点对于现代人来说是非常重要的。

重视患者的感觉

英国曾经有一个著名的网球明星，叫吉姆·吉尔伯特。这个女孩儿时经历了一次意外——她跟母亲去看牙医，牙病是有可能引发心脏病的，但当时她母亲并没有检查出来有这种隐忧，所以孩子目睹母亲死在了牙科手术椅上。

直至她后来成了著名的运动员，有一天她被疼痛的牙齿折磨得实在受不了了，家人都安慰她，说："把牙医请到家来，咱们不去诊所，在家还有你的私人律师，有你的私人医生，有所有亲人陪着你，把牙治了不行吗？"结果就在牙医在旁边整理手术器械的时候，一回头，看到吉姆死了——还没有开始治疗，她就莫名其妙地死了。当时记载这件事情的报纸评价说，她是被自己40年来的一个念头杀死的。

只是想想自己有病，这个人就可能真有病了。很多小孩子怕上学，就会给自己"制造"出一个身体疾病。有的孩子并不是刻意伪装，他只是恐惧上学，于是就会出现肚子痛、头痛等情况，上医院一检查什么问题都没有。人有多少病是自己想出来的？如果没有正确疏导，它就会慢慢变成真的疾病。疾病真实地反映出个体对生活的恐惧、压力和无助。

每个人对生命和生活的感受，都是非常主观的，这种感受决定了我们当下的行为和认知。所以在治疗中，让患者获得更多良好感受，是治则上最重要的目标之一。而在所有感受中，躯体感觉尤为重要。我在治疗中，无论是什么精神类疾病，都会先查体，先从身体上去考量和治疗，让患者减弱对精神疾病本身的焦虑感，因为大众对生理病症的接纳度更高也更容易理解，这是获得自我信心和积极心理暗示的第一步。重视病人的内在感觉，只要他觉得舒畅了，良好的感觉慢慢萌芽了，就可以收获更多的良性自我暗示，通过健康的身体感受过渡到思想上的积极状态。思想上主要是让他整合个人的内在冲突，而不是对抗以及分裂，与自我敌对。

孩子通过病症消极地获得父母关注是一种负面启动，他在用负面信息暗示自己，导致个人的不幸放大。要帮助他们重新建立自己的思想，当担心恐惧的时候，对担心的问题就要反过来祝福，用祝福自己身心健康，代替让自己受苦来求得别人的关注和爱。

精神分裂患者内心世界很单纯，他们看问题思想单一、非好即坏，本身有退行带来的问题，如同一个不想长大的孩子，不会虚假、尔虞我诈。在认知上，需要帮助他们成长和去思维极端化。患者也是有血肉、有思想、有情感的人，他虽然是精神病患者，但是我们在治疗中仍然需要考虑到其作为人所共有的感受。

即使患病，经过一段时间治疗后，他自身也有主动编码功能——如果不用，他就是一台机器，他的命运就是注定的；如果他能够去使用他的编码功能，他的人生就会改变。

保持对自己的觉察

一般来说，患者每次病情发作之前，会有一定的征兆和潜伏期。患者一定要随时保持对自己的觉察，并做相应的调整。生活中一旦出现令人焦虑的事情，需要想办法处理，不让自己长期陷入焦虑、恐惧和多疑的状态。患者会慢慢知道什么事情会引发焦虑、恐惧等情绪，所以不宜做高风险、高危险以及太刺激的事情。在这个方面，我们试着让患者做两方面的觉察：觉察情绪和觉察暗示。

觉察情绪

"我在生气"和"我知道我在生气"是两种不同的状态，这是心理学上说的认知和元认知的区别，试着做情绪的观察者，而不是被情绪操控。当有情绪变化时，可以尝试记录，为什么生气、悲伤、喜悦或紧张？是什么事让自己生气或紧张？大脑如何启动的自动思维，情绪及强度等？记录本身就是观察，就是在思考，就是理性解释本能的过程。

做完记录后，人的情绪、思维会变得一目了然，心情也会好很多——也许不是每一次都能好起来，但没关系，坚持去做，不是每次情绪都需要迅速改变，因为我们本身就处于各种各样的情绪之中，但不能揪着情绪不撒手。记录的目的是觉察，重在记录思考的过程。了解大脑行动的轨迹，而不是情绪完全的释放，当觉察成为一种习惯，情绪反而不是那么容易自动弹出，弹出以后持续的时间也不会导致长期压力。而且，并非只有"糟糕的"情绪应该被记录，任何一种情绪背后都有我们探索和学习的价值。

觉察心理暗示

你有没有注意到，当每天像陀螺一样工作，偶尔去见一个有交流欲望的朋友，在茶馆或者在咖啡馆放松地坐着，随便聊聊，扯些不痛不痒的闲话，不用掏心掏肺。你跟他就那样坐着，大概一两个小时或者更长，好像也没有谈多么重要的话题，谈完之后心窝里面有种暖暖的感觉，热融融的舒服，脑袋爽利一些。这个就是升"阳"了，谓之"补"。

或者，当你在手机或电脑里看见一些信息让你心口揪着，脑子一阵阵头皮发紧发麻，这种状态就是积"阴"，谓之"泄"。尽量少看现在的短视频和网络信息，不要给情绪带节奏，生活中的点点滴滴都能带给我们不同的心理暗示。

笑话能给予我们快乐。把一个充满能量和紧张度的有意识过程，转化为一个轻松的无意识过程。灾难片和励志片，会给大脑中坏的和好的评价和想法，从而达到不同的心理暗示效果。悲惨的电影会导致我们情绪压抑，久久不能平静。看惊悚小说和恐怖电影会让我们心惊肉跳，似乎在某一种形式上"杀害"自己。不要觉得这是危言耸听，我们的潜意识并不会分辨经验的真假，也无法分辨经验是谁的。每一个你所接收到的信息，你的潜意识都"照单全收"，并且储存起来，就好像是发生在你身上的，再悄悄地对你渗透。

每天，时时刻刻，我们都在做各种选择，与周围的信息做交换。我们不仅是在跟食物等物质层面的内容交换，更多的是在跟我们的环境交换，跟周围的人交换，在跟我们每天看到的、听到的事物交换。这种非物质层面的交换比物质层面的食物等内容交换来得更为频繁，它决定了我们的心身健康，也决定了我们的未来。

有一位从奥斯威辛集中营幸存的心理学家，叫维克多·弗兰克尔，他的书里讲了这么一件事：有一天早晨，一个资深的老囚犯偷偷跑到弗兰克尔面前分享生存经验——怎样才能在集中营里多活几天？

按照资深老囚犯的说法，若要多活几天，你一定要时刻表现得身体健康，精神头十足。例如，每天刮脸让面色红润，干活时保持挺直腰板，就算脚上磨出了泡也绝对不能一瘸一拐，否则一旦让看守发现你身体虚弱，就会立刻被送进毒气室。

后来，弗兰克尔不仅顽强地逃出了那个人间地狱，而且开创了意义疗法。

他说："只有面对最真实的痛苦和死亡，才能发现生命的意义。"

所以，如果你希望自己内心坚强、身体健壮，那么试着长期保持高能量姿势和认真的生活态度，做出一副不可能被生活打败的模样，便可以带动内在的能量，让你为这个心理能量去努力，打造内在的支持，寻求有价值的认同，最后真的充满能量。

肠脑同治，通腑通瘀

在医学上有令人吃惊的发现，在帕金森症、老年痴呆症以及自闭症的患者中，不仅可以观察到其脑部损伤，在肠神经系统中也发现了类似的损伤。比如在研究帕金森病病人结肠活体组织时，在病人大脑中观察到的病变在消化器官周围的神经元中通常也同样存在，而且消化道神经元病变数量越多，帕金森症状越严重。

肠道被大量神经元包围，与脊髓中的神经元一样多，肠具有自己独立的、复杂的神经系统——ENS，它可以"思考"并控制肠行使功能，它和大脑之间有一个复杂的双向交流系统。这解释了为什么精神压力可以使肠发生戏剧化的变化，如当听到糟糕的消息或是面临巨大压力时，有些人马上会出现恶心或腹泻症状。

人体的健康与肠道内的益生菌群结构息息相关。肠道菌群在长期的进化过程中，通过个体的适应和自然选择，菌群中不同种类之间，菌群与宿主之间，菌群、宿主与环境之间，始终处于动态平衡状态中，形成了一个互相依存、相互制约的系统。因此，人体在正常情况下，菌群结构相对稳定，对宿主表现为不致病。

有研究指出，体魄强健的人肠道内有益菌的比例达到 70%，普通人则是 25%，便秘人群减少到 15%，而癌症病人肠道内的益生菌的比例只有 10%。脑-肠轴的信息交互非常频繁，肠道细菌分泌的信息素可以通过肠道神经系统传递到脑部，影响人的大脑工作。

肠道微生物是脑-肠轴调节中的重要角色：一是肠道产生的神经递质可以直接作用于神经细胞突触；二是微生物可激活免疫系统，刺激肠道上皮细胞分泌细胞因子，间接影响中枢神经递质水平。肠道微生物群的失调会导致上述过程改变，进而可能引起行为异常和情绪状态改变。动物研究也表明，微生物可以影响宿主的认知功能，比如微生物类寄生真菌与蚂蚁的自杀行为有关；蜜蜂中蜡样鼻吸虫感染，可影响成年蜜蜂的一系列个体和社会行为。

肠道免疫屏障与血脑屏障在功能和结构上具有相似性，细菌在肠道中产生的生物活性产物能以相似的方式穿透上述两个屏障系统，从而对中枢神经系统产生影响。肠道微生物对食物以及人体产物进行发酵和消化，释放和分泌功能性神经递质，包括多巴胺、谷氨酸和 5- 羟色胺等神经递质，直接或间接地影响宿主的认知和行为。我们可以从肠道菌群的视角为精神分裂症的治疗提供新思路——精神分裂症发作期患者的肠道菌群有显著改变。

中国传统医学认为，脑与大肠存在一定的相关性，人的神志、精神等脑活动的改变与大肠腑气的通畅密切相关；同时，肠腑的通畅亦可导致大脑神经不同程度的改变，这与当下热点研究——肠道菌群与精神分裂症的联系不谋而合。肠道改变可能引起精神症状，同时，大脑亦影响肠道的屏障作用。精神分裂症患者大多精神亢奋，伴有腹胀便秘，舌红苔黄腻或湿滑。可考虑腑气不通，浊气不降，上扰心神，蒙蔽脑窍，从而出现幻觉幻听等症状。当中焦有痰，痰蒙心窍，甚至能看到鬼神等幻象。

中医的"藏象"学说把大肠小肠归属于六腑，具有中空有腔的特点，所以"六腑以通为用"，脑欲安，肠常清。我们在海海的个案中也看见了这些特点，治则上也是，通腑通瘀法以涤荡痰热、瘀血，"通腑以泄浊，通腑以清热"。通腑不仅在于通畅腑气，通瘀亦不仅化瘀，而是引痰、热、瘀下行，给邪以出路。所以海海通过大便排泄出来。对海海实施刺血疗法也是促使血流，给血开一个洞走，毒随血走。毒一走，气就过来了，新血液也过来了。这是打开体内循环的通行之路，从而达到"腑通则脑安，腑通则神明"的目的，具有良好的临床疗效。

　　对于精神分裂患者，我有自己的一些看法——与专业无关，与我们认识人这种生命现象的多样性有关。幻想与现实之间的界限也许并不那么分明，所谓的幻觉患者，他们存在感官低度活跃的情况，然后会去增加一些图像或声音信号，他们的现实阈限值更低。在我们的头盖骨下，一切都是大脑虚构的，我们构建了这个世界，包括它的丰富性、细节、颜色、声音、内容和激动人心的场景，这都是神经元创造的。电信号就是大脑的语言，现实本身也是由大脑构建出来的，这意味着一个人的现实和另一个的现实会有所不同。

　　每个人都活在自己这个独一无二的境界里。严格意义上来讲，每个人的世界都和他人无关。我们所看到的一切众生，不过是他们在我们的世界里的投影。心变，世界就变，你能说哪个世界是真实的？没有谁是不正常的，没有谁是病的，或许他们只是活在某种状态里。

　　所有问题都存在于我们抓不住、触不到的思想里。我在临床上接触的精神分裂症的病人，我有时候并没有把他们当成不正常的人来看待，我会和他们开玩笑，讲故事，听他们天马行空，而且是认真倾听。例如，他们说泡水的茶叶，这个茶叶树的根有些腐烂了；说沙发上放的皮衣是一张动物的脸；说不喜欢太阳的光，这些光像无数小针刺进皮肤，有痛感；说苹果里住着许多小人……

　　这些所谓的患者，他们单纯而混乱、冲动而奇特、瑰丽而幻灭、敏感而呆痴。但我有时候是真正相信他们说的某些话。比如"这个茶叶水的茶树根有些腐烂了，因为采茶的那个年头的确雨水特别多，我想这应该会影响树根的生长"，而作为医生的我需要用现实逻辑来解释，经过一番啰唆的思考分析，那个所谓的"患者"

是靠暗物质传递感觉到的吗？还是当下与茶叶的频率共振了一下，便直接感知到了？我很好奇，天才与疯子，只有一步之遥。对与众不同的人类现象，同样需要尊重。他们教会我对世间万事万物保持开放，令我在俗世生活中有了更超脱的一些意味，且意味深长。

日常生活宝典

◎ 做专业检查，看看是否有脊椎椎体错位，尤其是颈椎椎体，若有则需要整脊复位。

◎ 不论在多艰难的情况下，都要做到：按时起床，叠被洗漱；整理自己的房间；吃好三餐；到户外特别是有绿植的地方走走；少熬夜，保持基本的日常起居程序。这是在帮你维持身心健康的底线。扭转局面的力量，不要期望它来自外界，你只能打起精神，从照顾好自己开始。天助自助者。

◎ 早晨要适度运动。所谓适度，就是把身体活动开，微微气喘就可以了。千万不要运动过度，否则过度劳累，反而影响状态。

◎ 学习制作陶土制品等手工艺。

◎ 不要吃太多的东西，尤其是高营养的东西。吃多了，吃杂了，气机就乱了。

第五章　双相情感障碍

个案实录：不想放手的妈妈

杨杨（17 岁）

杨杨是母亲特意带来找我治疗的。杨杨母亲第一次见我就一口气约满了 12 次的治疗。当时我的个案咨询量已经有点儿饱和，她请求我一定要安排时间。就是这样一位看起来求医心切、为女儿考虑的母亲，其实是最不愿意杨杨病情好转的人，这听起来是不是十分矛盾？

我第一次看见杨杨时，她的手抑制不住地颤抖——无论是坐着、站着、说话还是拿东西，手一直在不能自控地抖，甚至带动着身体也在微晃，站立不稳，似乎一不小心就会晃倒。杨杨说话时嘴皮也有点儿哆嗦，整个人看起来需要费力控制，才能维持不会倒下的状态。

杨杨的倾诉欲很强，她主动提起自己手的不能自控，以及想要找男朋友的愿望。她说话的速度很快，急切地想倾诉，反而显得更着急。她语言烦琐，跳跃性强，语速极快又经常中断，有时候词不达意，有时候结结巴巴，甚至因为太急显得语无伦次，手也抖得更厉害。

杨杨的父母在她 12 岁时离异，原因是父亲出轨而且酗酒，喝完酒后经常发脾气与母亲吵架。吵架声、摔东西声充斥着杨杨的童年，有时候会把她从梦中惊醒。她经常悄悄地躲在厕所哭，捂着嘴不让自己发出一点儿声音。她想，母亲已然很痛苦了，不能再让她担心自己，于是尽量表现得乖一点儿。另一方面，她又爆发出不堪忍受现实的出格行为。有一次，杨杨正好看见父亲和第三者在一起相拥的画面，然后她便把家里的钱全偷拿了去玩、去吃、看电影、购物，甚至有一次她把家里的东西拿出去卖了，然后自己报警。父亲气得动手揍她，但她还是会这么做。

杨杨对父亲既爱又恨，有好几次在争执中差点儿动手打了父亲。父母离异后，杨杨跟随母亲离开了老家和父亲，父女俩的关系有些缓和。有一次父亲来北京看她，给她买了一套运动服，杨杨一直穿，直到袖口磨破了也不舍得扔。每年春节父亲给她的压岁钱较多，也算对孩子的一种补偿，但杨杨很快就把钱花光了。

刚上初中时，杨杨还是一心扑在学习上，成绩也不错。那时的她有很多想法：想考第一，想去北大清华，想着各种能力之外的事，想让自己和母亲一样优秀。而且她有个文学梦，偶尔也会创作一些小文章，她认为自己有当作家的潜质。有时，杨杨整晚不睡觉，写小说发到各种网站，或者直接发给杂志编辑。

初二下学期开始，一切变得很不对劲——杨杨不再乐观开朗，闭上眼，各种负面的想法争先恐后地灌进大脑，她对眼前的一切失去了兴趣，梦想也仿佛越来越远。有时候她会长时间泄气，没来由地悲伤哭泣。

母亲并没有完全注意到孩子的变化，认为她在放松学业。在一次争执中，母亲将杨杨写的一本文学作品撕了。杨杨的感觉不是生气，而是失望，她甚至没有试图去抢回自己一字一字写的作品……就这样挨到了中考。之后，中考成绩不理想的她又被母亲安排进了一家重点高中。

杨杨在高一的时候因为人际和学业问题辍学了，她上课睡觉、不听课、不做作业，学习成绩大幅度下滑，对任何事都不感兴趣，也不与人交往。据学校老师反馈，大家看不出杨杨是开心还是难过，她有时神情呆呆地看着窗外；有时候又会突然兴致很高，大声唱歌，主动找同学开玩笑；或者画风一转，和同学突然因为一些事情吵架，因为杨杨认为同学针对她，故意欺负她。

母亲发现杨杨经常深夜还在玩手机、打游戏、与网友聊天，劝说也无效，有时她还会摔手机、摔门，第二天精神状态更差。杨杨从一开始勉强去学校，在教室睡觉，到一周有一两天不去上学，逐渐发展到彻底不去上学。母亲很着急，但杨杨脾气大得点火就着，母亲根本劝不动她去上学，动手打她，她会还手。有一次，杨杨伤了母亲后内心有点儿愧疚，便不再与母亲对打，但依然拒绝去学校，发脾气时会把家里东西摔得稀碎。她一犯病发作就摔砸东西，家人拦也拦不住，差不多每个月发作一次，整整持续了两年多时间。

母亲觉得杨杨天天在家里这么待着，情况会越来越糟糕，于是动用关系给她安排了工作。这家公司的总经理曾经是母亲的学生，可是这对杨杨并无助益，同样的人际问题又出现在工作中。虽然杨杨内心非常渴望融入公司，但同事们对她很冷淡。每次中午大家成群结队去吃饭，就剩她自己。她主动对同事说，想参加他们午休时间的玩牌游戏，但同事推托说需要找另外那几个同事商量一下，其实就是不想带她一起玩。杨杨说："我在单位被当成空气了。"

"他们和你之间曾经发生过什么不愉快吗？"我问。

"嗯，我'臭名远扬'吧。"

杨杨向单位的大部分同事借过钱，金额在 100~200 元不等。她最多借过 1500 元，因为她知道此人可能有事相求于她母亲。

"你的工资并不高，你怎么还这些钱？"

"让我妈还，虽然她很生气。"

每次上下班的路上，杨杨母亲都会让杨杨的表哥去接送她。表哥比她大两岁，目前处于无业状态，住在杨杨家，他说是要参加成人高考。杨杨心里十分反感这个表哥，认为完全没必要让他来接送，但拗不过母亲，而且她目前只有这个年龄相仿的朋友。他们经常吵架，表哥站在母亲一边，告诉她一定要好好工作，说杨杨母亲为她付出太多了。据杨杨所说，表哥的状态也不好，头上斑秃严重，而且经常失眠。

杨杨的母亲是家里的长女，家境贫穷，在她出生之前有个哥哥夭折了。杨杨的姥姥姥爷很痛苦，迫切盼望再生个儿子，没想到又是个女儿。杨杨的母亲从生下来就被不公平对待，在打骂中长大。幸运的是，杨杨母亲的学习成绩不错，考上大学后，父母要求她为下面的姐妹负责任。这样杨杨的表哥来杨杨家长住，杨杨母亲也认为这是自己应该做的。

有一次来到治疗室，杨杨母亲看起来有些焦虑，要求事先和我沟通一个小时——但杨杨不愿意，坚持要自己先和我沟通。杨杨看起来情绪非常低落，因为杨杨是我的治疗对象，我劝慰她母亲先去车里休息，杨杨母亲只好作罢。但她对这次咨询内容直接做了建议，说："最近杨杨在工作上遇到了困难，她急需帮助，这次可以针对这方面谈谈。"转而又对杨杨着急地说，"和银医生谈谈上回工作的事，啊？听见没？"

杨杨低着头佝着腰全身颤抖着，没有回应母亲。这次她穿着一条淡蓝色的裙子，瘦弱的胳膊上和腿上都有青紫的瘀伤以及划痕，眼神像蒙了一层灰，清秀的脸因为不停哆嗦而不自然地牵动着，她不像前面几次迫不及待地对我说话。在母亲离开后，杨杨依然沉默，没有任何反应，我在等她……就这样静静几分钟后，我直接把双手覆盖在她抖个不停的手上。炎热的盛夏，她却手背冰凉。我说："感觉到我手的温度了吗？"她点点头。

我关切地问她："这次，你很着急见我？"她又重重地点了点头，突然就泪流满面。我轻轻触摸了下她胳膊上的青紫，并没有问她发生了什么，她却大声崩溃地哭喊道："这只是我洗澡的时候，自己不小心摔的！"她的情绪像闸门一样打开。

我没有说话。这次她来见我，穿着裙子，没有刻意隐藏自己身上的伤，这表明她就是想让我看见。等她情绪平静下来后，她主动哭诉了经常被母亲暴揍的经历。这次挨打是在卫生间，母亲让她跪在搓衣板上，并且骑在她脖子上，钳她、揪她、拿东西捶她。

杨杨的母亲经常在她上班时打电话过去探听她在单位干什么，杨杨很不愿意接听电话。有一次她想挂断电话，但母亲不让挂，她们就在电话里争执起来。母亲这个在外体面的高级知识分子，在电话里破口大骂出最难听的话。杨杨径直走到总经理办公室，然后把电话直接放免提。在总经理尴尬的咳嗽声中，母亲才意识到失态，急忙向总经理表示抱歉。杨杨回来以后挨揍了，这不是杨杨第一次让母亲难堪。她也曾把家里的一些事情，向妈妈的同事们吐槽，即使母亲为这样的事情揍她，她依然我行我素。

杨杨父母离婚后，母亲独自承担工作和生活的压力，性格越来越暴躁。杨杨认为母亲"把气全撒在自己身上"，经常打她骂她。她尤其害怕周末的时间，要和母亲长时间待在一起，感觉最痛苦，她自述从初二开始，只要一进家门就会全身冒汗，身体不由自主地发抖。母亲对于她几点关灯睡觉、吃饭姿势、洗澡时长都在监视，手抖也是从那时候开始有迹象，后来越来越严重。

杨杨没料到在单位上班，单位也有母亲布下的"密探"。有一次快到下班时间了，杨杨打开手机看了会儿视频，回家后妈妈就训斥她，并打开杨杨在看视频的录像，居然有同事录下整个过程直接发给妈妈！"我顿时感觉后背一阵发冷。"

杨杨当晚情绪非常低落，不想吃饭，但母亲说必须得吃。她吃过晚饭后回自己房间，把新买的衣服用剪刀剪成布条，然后在房间里趴在地板上哭，没多久晚饭全部吐出来了。母亲打开门看见满地一片狼藉，正准备发脾气，杨杨直接拿起剪刀，冲她喊："别过来，你不要进来。"接着用剪刀划伤了大腿。看见血流出来，杨杨说自己感觉好多了。还好，伤口不深。

杨杨母亲拼尽了全力，企图在自己的能力范围之内，打造一个她认为安全的环境。事实上，她对孩子的伤害一直存在，孩子需要的不是保护，而是成长。杨杨在单位从不被大家重视。有一次单位来了新领导，人力在挨个儿介绍员工时，唯独把杨杨给忽略了。于是她整个人都不好了，胸口发闷，心里堵得慌，眩晕颤抖，感觉站立不稳，几欲倒地。回来她对母亲说此事，母亲也很郁闷，但同时安慰道："我认识老总，不可能有谁敢动你！"她听见母亲说的，心里似乎有了底气，甚至有点儿骄傲，觉得还是有人罩着自己，她对成就斐然的母亲一直抱有的敬佩之情化解了心底的怨气。

然而她第二天上班时又在网上购物，而且买了一个奢侈品牌的衣服及化妆品，这些费用远远超出了她的承受范围，把前段时间父亲来看她时给她的钱一次性花完了，而且为此耽搁了一份要及时送给部门经理的文件。妈妈又气愤地揍她，骂她："你太不争气了！"

在治疗中，杨杨母亲的情绪随着杨杨的变化也在变化。她起初很高兴，对我一点点地说着杨杨的进步："领导说她现在工作上表现得更积极认真了，终于进步了，谢谢您。"

"她开始在家里做些家务，终于把房间整理得像个大姑娘的房间了，太感谢了。"

"我跟她说话，她不会再像从前那样不看我、一副没礼貌的样子，现在偶尔还和我开玩笑。"

"她的手慢慢不抖了，真高兴。"

可是，紧紧伴随喜悦的却是强烈的抗拒。

接下来与我见面时，杨杨表达了一些不满。杨杨每次来治疗，都想自己打车过来，但母亲一定要亲自送她过来，说杨杨现在总想单独来见我，不想让她送，而且要求很强烈。她感觉自己不能接受，她是从繁忙的工作中挤出时间来的，杨杨却这么没良心。

"她周末突然说联系了原来的同学——这些同学以前就总欺负她，我要陪她去，她也不愿意，她不会处理关系，原来在学校就和同学吵得闹翻天。"

再接下来，杨杨的母亲直接从不满到气愤，对我说："她居然想自己去找工作，我发现她还做了份个人简历！她怎么敢？"

我问："当她说自己找工作时，你是怎么回应的？"

"我告诉她：'不可能！你根本没这个能力！没有人会要你的！'"

我曾经建议杨杨母亲同时参与治疗，但她以各种理由推托。

这次，杨杨母亲擅自中断了治疗。我的治疗计划是从鼓励杨杨独立找工作，慢慢过渡到让她重拾学业。治疗周期的中断让我甚为遗憾，母亲对于杨杨萌发出的独立性表现出强烈的恐惧不安——相对杨杨去除依赖，艰难萌生独立的力量，更难的是母亲要有放手的勇气。杨杨越想来找我，她越不同意。有一次杨杨翘班，偷偷跑来找我。我看出来她急得小脸红扑扑的。她掏出治疗费用，说是找父亲借的，母亲不同意她找我治疗。

没多久，杨杨母亲就急吼吼推开门，挤出一点儿笑意说："不好意思，银医生，她得回去上班。"又转头强压怒气对杨杨说："你怎么好意思不上班？！"

我说："你最初带杨杨过来时，就是希望一切有所转变。你现在带杨杨回去，然后呢？"

"我想我有能力养她一辈子，无论如何，谢谢您了。"

在见我之前，杨杨曾被外院诊断为双相障碍，并且一直在服用药物，杨杨母亲也知道孩子的问题一定要配合心理咨询和治疗。在我之前，杨杨已经在几个高校的心理咨询师那里做过咨询，但这些咨询师都是杨杨母亲特意安排的。杨杨曾经对我说："这些所谓的咨询师都是和妈妈串通一气的，他们甚至会根据母亲的要求，经常给妈妈打电话，汇报咨询内容。"

这样的做法已经违反了心理咨询的基本原则。

我问她："难道他们也是有求于你妈妈的人？"

"可能是吧。"

自此，我再没见过杨杨。

治疗记录
身体成为病痛的剧场

"如果你的手会说话，它会对你说什么？"

"它会说：'不舒服，想静下来。'"

"你认为可能是什么让它无法静下来。"

"不知道，反正我越想静，越静不下来，好像不由我来控制，不是我的手。"

"你想对它说什么。"

"你让我很难受，我讨厌你，你让我像个老年人……你让我……"

"我想你的手，也有很多话想对你说。"

对杨杨的治疗，从她的手抖和身体的震颤开始，她对于身体表现出的症状，心里混合着愤怒、无助、厌恶等各种情绪。但只要这些情绪强烈一些，她的手抖就会增加一分，一般劳累后和情绪紧张时更加明显。杨杨也为此做过努力，比如强迫自己去锻炼来缓解对身体的焦虑。有时候情绪高涨，她能在健身房里狂练几个小时；情绪低落时，她只想听之任之，她讨厌这双手，讨厌抖动摇晃的身体，更讨厌自己。

杨杨的症状是运动机能障碍的一种，在其他病患者身上也有可能表现为斜颈、写字痉挛、手指痉挛等症状。这些运动功能在正常时是受意志控制的，当患者觉得被人注意，或是担心被人注意时，这些功能容易失去控制而变得混乱。所以，"有人在场"的处境更容易诱发症状，我们可以看出这种障碍背后的主要问题，是因患者渴望自信和缺乏自信这两极的对立而产生的，这显出个体多么焦虑地想在别人面前表现出自信的样子，无意中则透露出不但缺乏自信，甚至连自我控制的力量都没有。

人的身体内外有两种肌肉，一种叫随意肌，像身体外部的骨骼肌大都属此，如躯干、四肢的随意肌，能随意进行抬腿抬胳膊等动作，或者咀嚼食物等；另一种叫不随意肌，像五脏六腑的平滑肌大都属此，完成如呼吸、心跳、血压、肠胃蠕动、子宫收缩等这些肌肉运动。普通人无法直接命令自己的肠胃加速蠕动或者心脏停止跳动，因为这是受自主神经系统来调控的。但随意肌的运动在正常情况下应该是"听话"的，也就是说手部运动是由随意肌来控制的，属于我们能用意志去控制的，我们能够随意地让手抬起或放下、动或不动。但杨杨却无法控制。

正如同她的生活，她本应该能控制的，无论是学业、工作、交友，包括个人的行动自由，都被母亲牢牢控制。母亲的过度保护让她失去了力量又渴望力量，母亲的优秀让她接触到优秀的人群，也无比渴望成为一个优秀的人。但她只是在想象中希望被"认同"。心理症状的躯体化就是心理冲突在身体上的表现，身体是一切病痛的剧场。

大部分人希望把身体问题仅仅看成症状，而非表达其心灵意识的症状，以及不健康生活方式和人格特点的症状，他们不希望为疾病负责。一个生病的人如果觉得在谈到身体的症状时，泄露了自己心理的问题，会置以否定和疑惑。不过，病人显露出这样的抗拒态度何其正常，因为症状本身就是某些被压抑情感的显象，所有与之相关的事件都被压抑，是潜意识中对于核心问题的防御和阻抗。然而，当我们有勇气直面疾病，与之对话，便能和潜意识达成沟通。我们只需要认真倾听它要对我们说什么，放下对疾病的怒气和排斥，谦虚地、心平气和地和自己的症状做一些沟通，才会获得真正有价值的生命信息和个人探索。

疾病不是坏事，它只想我们变得更完整一些。当我们头痛或焦虑时，需要的不仅仅是一颗去痛丸，更需要去思考和感受自己为什么会头痛。同样，在对杨杨的治疗中，我首先引导她慢慢接受身体的现状，也正因为如此显眼的症状表现才让她有机会开启治疗，才有获得心灵自由的可能，也是这个症状才让杨杨母亲下定决心为女儿求医。身体运动机能障碍的心理转换方式，是我们表现内心不满最普遍不过的方式。有了这些症状，我们可以向别人诉苦，尽管他们不能捕捉到隐藏的信息，只能当成器官紊乱来治疗来对待。

治疗中开启和身体的对话，倾听疾病的诉说，引导杨杨理解"颤抖的手"是如何帮助她承受许多的难言之痛和内心冲突——不能自主的身体动作反而代替杨杨说出了心里没有说出来的话。外部的手及肢体的"动"，实际上是在缓解内脏的压力，是人体的一种自我保护，当然也包括情绪上的波动，这都是身体智能的表现，都在试图提醒患者去做点儿什么。

把疾病当成朋友，和它真诚地对话，这样才是一种能够持久产生"去痛"作用的方式，如果你只是怨恨已然出现的"疾病"，反而是对自己的一种残忍。

把脉脱敏

每次在带领杨杨更多地探索和发现身体的同时，我会对她进行把脉，通过脉象上的寸关尺的表现，即时感受她的情绪的波动和气机的变化，"抖"是一种不安，是一种动，体内有"邪风"才会让人不停地抖——这就好比一棵树，没有风的时候是安静的，只有风来的时候才会摇摆不定。抖动的手看起来就像不停摇晃的树枝。在中医看来，体内的邪风游走不定，才会在肢体上有这些表现。所以，当杨杨诉说情绪和经历，沉浸式地和自己的故事做交流时，我则一直把着脉，在和她体内的"风"做交流。

通常中医问诊的把脉时长也就几分钟。脉诊是中医"望闻问切"四诊中的重要组成部分，通过脉之虚实、气之所结，然后四诊合参辩证开方，但我给杨杨把脉时，至少是20分钟，有时甚至是整个治疗时长。我把把脉探索性地用于治疗，而不仅是将传统诊病方式单纯用于诊断病情。在整个较长的把脉过程中，我的手指在切脉时，会有意识地使用力度深浅的变化。我的手指的力度必须把握得宜，时重时轻、时深时浅。随着她的情绪，我的力度也会有变化。

第一次给她把脉时，我没有事先告知，直接让她伸出左手，她有点儿惊讶。在排指按脉的那一瞬间，她整个人紧张得满脸通红，眼珠子瞪得跟铜铃一样，眼睁睁地盯着自己抖得更厉害的手，但同样意识到这是一种问诊方式（她也曾经看过中医，吃过不少汤药）。我笑笑说："我的把脉时间会比较长，不同于一般诊脉，你想说话就说，正常说话就可以，这是可以同步进行的，不想说话这时可以跟着我来感觉一下。"

我调匀呼吸，保持虚静，接着说："好，把注意力放在我的指腹和你的手部皮肤接触的位置……我的手指在你的手上有温度，或许会有脉动……"

当她的注意力转换到我的手指，就像与我产生了无形的沟通。大概五六分钟的样子，她缓和下来了，像个憋气的气球透出气，慢慢不崩那么紧，减弱了抖动。起初给她把脉时，我根本无法去体会她的脉象，因为她抖动过于厉害，我一上手脉的力度就有点儿大，我感觉她还有点儿咬牙。左手把脉大概进行了 15 分钟，在这个过程中，她越来越趋于安静。中间在她情绪波动时，杨杨的左手寸关处也会明显波动。一般在杨杨能够意识到我手指的力量时，我不会加大力度，而当她专注于去表达内容和回忆时的情绪波动，我会"定"住她的左手关脉。

把脉的同时，我和她依然正常地交流，就像把脉只是一个辅助动作。当她习惯以后，她很接受这个方式，后来她来治疗时一进门就会主动要求先把脉。在这个过程中，有时候她的手会全然安静下来，我会刻意提醒她："看你的手，它此刻很自在。"我一说完，她的眼神落在手上，但只要一关注，手立刻又抖起来。我说："没关系，咱们继续，先让它待着。"接着转移杨杨的注意力，再到关注，再到转移，慢慢地重复无数次这样的操作之后，直到当杨杨盯着自己的手时，也能够保持安静。

我感觉"战果"相对稳定下来之后，有一次我说："来，杨杨，你让手抖起来。"这一次她的手没有抖起来，她开心得笑了。我又故意反其道而行之，半开玩笑激她："你抖呀，你咋不抖了？"其实我是在强化她的手部控制，这样的结果可以说明，她已经在自主控制肢体了。虽然叫她的手抖动，她的心里是不愿意的，所以不愿意就可以让手不动。

这个过程融合应用的是心理学行为疗法中的系统脱敏法，对她进行不断训练，强化—弱化—脱敏，使她对正常刺激习得的过度敏感反应改变为正常反应，将原本即属平常刺激的敏感性减低直到适应，再到改变不适应的行为，直至养成新的适应行为。

你就是你的身体，你的身体就是你。西方医学认为肉体的病痛是肉体的事，代表身体出了问题，因此必须要以手术及药物的介入来矫正情况。实际上，大部分肉体的病痛根源并非肉体，而是这个人的思想、情感、僵化的生活模式，或痛苦的生命困境反映在肉体上的结果。因此，治疗的关键一定要从这个人的心理、心灵及生活模式着手，否则再高明的医药也只是治标而已。

身体提供了许多自我成长与探索的机会，这是目前的主流医学所不能提供的。我们在治疗的同时，需要以更广的视角，从症状的痛苦中学习人生的功课。每个人都需要为自己的状况寻找个人的意义，现代医学分工越来越精细，技术也益发精湛，但不可讳言，技术精进的同时，缺乏了意义的探索。

在日常生活中，我们经常会对某些事心存不满，而这些不满会储藏在身体的细胞中，以身体功能障碍或情绪障碍的形式表现出来。这些负面的思想和负面的情绪扰乱了自然的频率，个体便体验到不舒服的振动，它们会转化成疼痛、溃疡、紧张、愤怒或悲伤停留在身体中。幸运的是，大部分这些阻塞都可以被自然能量和个人能量所穿透、融解——达成这些靠的不是药物，而是找到和身体对话的诀窍。对于杨杨的治疗，把脉是我找到的一把灵巧契合的钥匙，帮她打开了心锁去通心身之力。在这个过程中，使她内在郁结的能量开始蜕变和释放，身体、思想、情绪也开始安定与平和。

当我们生病了，请虚心接受并诚恳思考：疾病的意义为何？请认真思索以下的问题，衡量疾病在自己生活中扮演的角色。

◎ 生病对你的意义为何？

◎ 疾病带来了什么样的感觉？不安全感、不理解、恐惧、脆弱、感觉受威胁或觉得不公平、失望……

◎ 疾病在你的生活里占有什么样的位置？

◎ 疾病为何出现？

◎ 疾病的出现，如何影响你的人生观？

◎ 疾病在阻止你做什么？

◎ 疾病能使你做什么？

◎ 你可以从患病这件事上发现什么正面意义？

输入健康编码

风和日丽，岁月静好。若罡风四起，则尘土激扬。

凡是具有木在春天的升发之性的能量都有风的特征。在传统医学的认知里，肝在人体内不仅是肝脏这个器官，不要把它固化成身体器官，而要把它当作一种能量状态。

杨杨的脉象弦数，是肝风内动之象，所以其手抖的根源在于肝风旁窜肢体，证见麻木、震颤、抽搐、肌肉悸动等表现。在身体出现震颤之前的很长时间里，杨杨因为家庭动荡，一直情绪低落沉郁。青春期类似于人生的春天，这个阶段本得木气，木气应当舒展条达。过大的压力就容易造成肝郁，如树木被压，肝郁则气机不畅，肝气不能疏泄，郁而化火，上扰心神，造成焦虑不安。杨杨除了肢体震颤，同时出现眼红、心烦、不睡，急躁、易怒、头晕、便秘等症状，此证临床并非少见，《吴中珍本医籍四种》曰："木郁可化火，火郁则生风。"

正常的"风"应该是柔和地、缓缓地上升。如果这个风不是柔和的，而是暴风或雷风，那就属于肝木功能的异常了。《黄帝内经》言"风胜则动"，凡人体正常无动象的部位出现异常动象，以及正常活动的部位出现异常太过的动象，均属于肝风证。

生活要平稳，身体也要平稳。稳稳当当，是一种令人心安的状态。

但肢体震颤抖动，眩晕站立不稳，眼花行步不稳，甚至神经静不下来的失眠，这些动或晃动的状态，改变了这种安稳感。

我让杨杨买了砭石板，然后教她如何使用，来应对体内这股邪风。她一定要为自己的健康做点儿什么，积极主动才更容易产生治疗效果。我认为无论是个人能力的打造，还是心身素养的提高，本质上终要指向实践。所以，在对个案的治疗中，我都会针对个案量身定制实践方式，这种方式是可操作的、安全的，而且是对症下"实践"，是可以对患者的心身健康产生良性循环，他可以持之以恒去实践的：一是用于磨心性，二是用于心身疗愈。认知能力的改变，主要付诸实践，如同工作要做到实处，这对患者的治疗、预后康复都能产生积极影响。

有一次，治疗时杨杨处于情绪高涨的状态，和我大谈和特谈文学，并展示她在购物平台上的购买清单。我突然问她："你最近便秘吗？""嗯？你怎么知道？"

"呵呵，你老实告诉我，我就为你揭秘。不过在此之前，我先给你通经活络、开窍泄热。"我神秘兮兮地说。

我先为她点刺放血，主要是身体末梢的井穴及耳尖点刺放血。血色起初是紫黑色，她感觉点刺以后有舒畅感。"对，就是这样，读懂身体语言，抓准感觉，读懂身体与行为之间的关系。"我赞道，鼓励她学会保持自我觉察。当每个人真正地想为健康负起责任，需要学习的健康知识不是广而告之的一天喝几杯水、吃早餐防结石之类的极简信息，以及像杨杨在便秘时用开塞露这些小技巧。人体是极具个性化的生命工程，没有能用一句话诠释的真理，需要在日常生活中悟出自己的生活规律与身体变化，感受其间细微的关联。

在这次治疗中，我主要引导她了解自己的身体，让她关注每次情绪高涨和自己的饮食、大便之间的关系。她的症状表现时轻时重，每逢大便干燥时会加剧，便秘会加重躁狂相的症状。所有精神类疾病的患者都有个关注重点，就是一定要保持大便畅通。

杨杨喜欢吃一些刺激类的食物。一个人摄入了过多的高糖食品，比如甜蛋糕、甜饮料等，会增加精神疾病相关的行为。因为高糖饮食能够增加人体的炎症反应和氧化应激反应，通过代谢压力增加这种反应，导致大脑微毛细血管损伤和大脑功能障碍。因此，我们在关注青少年健康的同时，还要增加对青少年糖类摄入量的关注，避免他们因为追求一时的"甜蜜"，造成精神方面的损害。

读懂饮食紊乱的信号，及时更新自己的生活状态，这才是把健康知识落到实处。

在对青少年的教育里，不应只有学业知识，还要有健康知识。养成良好的衣食住行习惯，珍爱生命，甚至常见小疾都能自治自救，这些都是真正爱自己的成长之路。从正面去关注身体的变化，聚焦和倾听身体对自己的提醒，而不是一味地疑病增加焦虑心。保养自己的身体不是老年人的专利，是所有人生命质量保证的基本要素，我们从小就可以认真了解身体运作的方式，输入个体的健康编码。

转移生活目标

杨杨的过度消费行为中有两个含义：一是对自由的渴望，一个是对未来的向往。

杨杨不断购物的冲动，来自她渴望自由的心灵。购物平台的卖场，是她现有的唯一能追求自由的地方——从压抑和受限制的生活中走到自由的购物平台，试图把自己从依赖中解放出去。

购买的大量商品并不能带给她任何真正的满足感，她只能拥有短暂而虚幻的快感，以及"买买买"的随心所欲。这些远远超出她的经济能力的消费，表明她没有生活在当下，也没有把自己定位在当下，仿佛她只要加快时间流动，把未来预支出去，也盼望"未来快点儿到来"，以便摆脱和母亲现在的关系。

这种时间关系和强迫症行为所反映出来的时间关系完全不同——强迫症行为是发生在一个无限反复的凝固的时间状态里，是一种重复的仪式化行为。但杨杨购物时却渴望创新，通过过度消费创造时时更新的产品，为创新而创新，杨杨也在商品的特点中反复寻找自我的价值，探索自己的存在，她买的都是女性的衣服和首饰等打扮自己的物品。某一事物的价值，并不在于其自身的价值，而在于它可能带来更多身份的认同。购买香水或衣服，你会以为自己像这一商品的广告上的女子一样迷人；购买奢侈品，会催眠自己拥有一定社会地位。当然，无所不在的广告媒体，也增强了孩子们疯狂购买的欲望。

她以对新目标的不断追求来缓解内心的不满足。有时候疯狂的行为未必惊天动地，一旦你不是自己情感和行为的主人，疯狂就产生了。过度消费和歇斯底里之间有内在的联系，内心的一种自由主义，会诱发无谓开销的激增。如果没有歇斯底里倾向，一个人就不可能一直发展下去，做出超出需要的过度消费行为。

显然，我需要把杨杨在购物中对新目标新商品的狂热追求，转移到她对健康和现实生活的目标上，这样才有可能让她的过度消费打开突破口。

找到新的生活方向

杨杨的过度消费行为，背后是自由主义、与母亲的对抗，以及渴望追求的内在表达。在生活中要引导她发现新的关注点和学习点。她对于我给她实施的一系列和中医有关的疗法，非常感兴趣，有时会缠着我问各种问题。我便让她开始学习中医，报了一些培训班，还向她介绍了一些书，用医学类的书（包括一些中医古籍）替换掉她书桌上的文学书。她问我："文学类的书是不是不太好？"

"不是不好，是不适合你现在去看。虽然这些书有文学价值，但是其中有太多情感的表达和描述，充满了各种各样的情绪。越有文学感染力的书，你越容易被它影响，也越容易被撩动起情绪。"

"好像是的，会被书里的情绪带着走。"

杨杨对文学感兴趣，也有过一些文学创作。本来这也是一种创作，我却没有让她深耕，我只是从治疗角度考虑，让她学习从没有涉猎的中医，这样她可以全心投入一个陌生领域，类似于大脑重置，从感性转换为理性。感性的文学作品她已经看过太多，对她不仅无益反而有害。有一次她带来一个笔记本，上面写着《人间失格》中的一句话，她说自己喜欢这句话："胆小鬼连幸福都会害怕，碰到棉花都会受伤，有时还被幸福所伤。"每次看见这句话，她都有眼泪上涌的感觉。对于还没有真正体验人生的少男少女，为什么要把幸福和受伤这些概念输入在一起，像个受了重伤的垂暮之人发出的哀叹？除了给情绪加码，我看不出这本书对心身健康的正面积极意义。此外，中医医学是门研究人体科学的专业，探索人体的健康规律和生理运行，全都是客观的自然事实，没有爱恨情仇，偏思考类和逻辑类，它适合让我们在思考中稳定情绪。在我治疗的很多青少年中，许多女孩子对文学作品感兴趣，就喜欢看这些细腻多情的文字，觉得这是才女的一种表现。这个阶段的女孩子很容易被文艺类的小腔小调吸引，而且在生活中套用这些说辞，太多的风花雪月加之人格基础不完善，很容易让人形成病态。

对人影响更大的还有一些日本的文学作品，这些书充斥着灰暗诡异的色彩、颓废的人生观。成年人当文学快餐看看无所谓，但是本来就情绪波动频繁的青少年，的确会因此产生负面的精神倾向，还觉得自己很酷，似乎已经看透人生。每一类书对人的影响力都不同，所以我不建议青少年只涉猎文学，一定要广泛阅读，留给自然科学一些思维空间，把人的视野转向广袤的自然空间，这样人心也会扩大，意识会得到扩展。太浓的文学性更容易启动人的情绪机制。文学可以涉猎，但要当心文学之毒。

除了引导杨杨找到新的学习方向，我还在生活方面鼓励她和从前的同学重新联系。杨杨有向学之心，如果要回到校园，她可以先联系同学，这样上学后的过渡会容易些。在微信里，同学回复了她，她特别高兴，但她约好周末与同学见面的计划却被妈妈阻止了，说对方是男同学，并且说："如果想找男友，妈妈可以给你介绍。"

同样，另外一项生活新内容，也被杨杨母亲从中切断了，那就是找新工作。杨杨给自己认真做了一份个人简历，向一些平台投放，有公司邀请她面试，杨杨当然十分开心，这是她第一次靠自己的力量获得一个机会，正如我对她说的："面试成不成功并不重要，你完全靠自己在开展这个过程，这就是一种成长。"

让内在的"英雄"与"狗熊"和解

杨杨在母亲的引导下，见了不少圈子里享有盛誉的名人。母亲意图通过让她认识这些优秀的名人激发出向上努力、渴望成功的动力。的确，杨杨不止一次地想象在不久的将来，自己被人尊称为"杨杨教授"，而且身边总有一堆慕名而来的学生。当她从一个小地方来到北京之后，这个现代都市，以及她所见到的平时只能在报纸媒体上面看到的大人物，都让她大开眼界。在母亲的严格管理下，她甚至没有太多机会和同学交流，而且莫名的优越感也阻碍了她和同学的正常交往。

在这样的冲击之下，她在刚到北京不久的初中阶段，学业上非常努力，有时候晚上不睡觉都觉得精力充沛，总想离梦想近一些。假想中的名人梦想和英雄形象，为她带来高昂的情绪，她急欲实现自己的豪情壮志。她就像一辆在高速公路上开足了马力的汽车，但不久就熄火了，因为速度太快、汽车性能不足。更重要的是，路面总有事故障碍，包括她与母亲的关系、母亲对她的身体虐待、语言暴力，与同学的不良关系不断耗掉了她的成长养分，加上早期家庭关系的动荡不安，也使她缺乏持续高速行驶的动力。

杨杨对于成功的过高期望不仅没有适当地成为她持续努力的动力，反而限制了她。当压力不能转化为动力，就会阻碍动力的发挥。只有当她降低自己的期望值，不被名利的虚华迷惑，才能开始自由而脚踏实地的生活。

躁郁症患者悲喜两极的情绪，往往来自其内在互相冲突的"英雄"及"狗熊"形象：一方面患者会认为自己不可一世，另一方面又会极度贬抑自己。狗熊形象让他们惨落谷底，丧失了所有生存的动力，对什么都没兴趣，连应付日常生活都很吃力。

躁郁的人，我们可以从他们家庭中发现差异极大、走极端的一些特点的内容，比如说杨杨母亲，一个温文尔雅的知识分子却经常用暴力打骂孩子，歇斯底里。杨杨坦言，她自己觉得很奇怪，母亲是如何同时做到绝对斯文和绝对无礼的，她无法整合自己对母亲的极端情绪：敬佩与鄙视、爱与恨、同情与厌恶、依赖与对抗。她的疾病呈现出家庭混乱和冲突的困境，对于未成年人的治疗计划需要整个家庭的投入，然而杨杨母亲不想面对自己的问题，她固守着自己的傲慢和脆弱。

我发现许多成年患者，他们的内心都有一种极大的不安全感，即使他们超越大多数人，获得了世俗意义的成功，但依然有对生活的一种不为人知的极大恐慌。他们一般都有人格方面的缺陷，这些人格潜意识的防卫机制会慢慢演变为"掌控型人格"，已经获得的现实回报，仍无法令他们心满意足去放松自我、享受人生。也许他们不管赚了多少钱，都会觉得没有安全感；也许在婚姻关系里，他们想去掌控另一半；也许在对子女的养育上，想要控制每个环节，却没有爱与信任方面的交流。正如杨杨母亲对待孩子"大事小事一把抓"，仿佛在孩子周围布下了"天罗地网"，让孩子心生寒意。

而且杨杨母亲事业上的不俗成就，一直让她在潜意识里认为她有足够的资格在生活中控制更多。

当内在心灵对生命全然缺乏信任，顺其自然或自发放松对这些人是完全行不通的。他们认为事情一定要被控制，小孩一定要被安排，才能往好的方向发展。因此，他们的人格集结了所有能用的能量和力气，来掌控事业、婚姻、家庭和小孩，当然，还有他们自己。

然而，正是因为如此的控制欲，才让他们的生活陷入不确定的困境中。就像杨杨母亲不经意间被女儿"出卖"了自己的好名声，这可能是杨杨找到的最能让母亲痛苦的反抗形式。当母亲发现她的婚姻和孩子，与她的期待完全不符时，她拼命想回到掌控者的角色，却一再失败。她对于治疗的拒绝也是源于无法全然掌控的恐惧，当她需要对女儿付出更多的信任并且学会放下时，她退缩了。

面对女儿的变化，她有发自内心的喜悦，但这种变化都必须在她认为可接受的范围之内。当孩子有了自主性的行为，比如自己出去找工作、不接受她的安排、尝试联系曾经的同学等，这对她来说无异于背叛，就像当初丈夫对她的背叛。

她为杨杨的付出以及杨杨目前在生活中的失败，让她认为这个孩子除了听她的、依赖她，还能有什么别的途径呢？这也是为什么很多家庭喜欢的是无能而乖巧的孩子，因为有的父母需要的就是顺从顺心。如果我说，有些父母潜意识里就是喜欢无能的子女，可能很多人会极力反对。但在潜意识里，杨杨母亲就没有希望孩子能学有所长、远走高飞，只要杨杨依赖她，她就能掌控杨杨的生活。但一个能力强大的孩子又怎么会让别人掌控？

猫狗为何能受宠？因为猫狗能陪伴主人且永远不会反对主人，这让主人拥有一种上帝视角。

一个孩子挑战在外界独立自主，与在父母面前俯首帖耳本就是一对矛盾。如果父母希望孩子有所成就，就不要指望他没有任何反叛个性。如果父母有自我情感空洞，依赖情绪上的即时满足，他们就会喜欢乖乖的孩子，即使这个孩子是装的，他们也都是受用的，因为这样的孩子让他们感觉到没有威胁，没有被挑战权威，能够让自己有掌控感。有时候，听话的孩子并不优秀，而优秀的孩子并不听话。

另一方面，一个看上去"听话"的孩子，固然是对父母有更多指望的孩子，无论是金钱上还是精神上，他们想从父母那里获得更多满足，他们不会是独立拼搏、意志顽强的。对杨杨来说，她对成功的强烈渴望，使她希望有些捷径，而想走捷径的想法根上就是希望不劳而获，唯一能够不劳而获的也只能是父母的给予。一个人如果只有成功的梦想，而没有付出与之相对应的努力或者假装努力，终归是依赖他人的。

事实上，每个人的内在或多或少都存在两极化的自己，有自傲的部分，也有自卑的部分，而这两面会随着人格的发展，慢慢协调，让我们渐渐接受自己在某些地方不太突出，于是自傲的自我和自卑的自我寻找到一个平衡点，让自己不至于摆荡在情绪的两极。

躁郁者需要的是让他内在的"英雄"和"狗熊"认识彼此、接受彼此。医者需帮助患者了解自己生命、情感和家庭的独特经验，让他们了解自己是如何建立起某些重要的信念的，并因为这些信念而强烈影响自己的情绪，进而建立起沟通的桥梁。

疗愈课堂

了解双相情感障碍

双相情感障碍是儿童青少年时期常见的精神障碍之一，它显著地影响了儿童和青少年的身心发展。有研究报道，儿童青少年双相患者发作时常伴有精神病性症状。伴有精神病性症状的患者病程更长，复发更加频繁，症状更加严重，住院时间更长，社会功能更差，很难完全缓解，最终导致预后不良。

与成人双相情感障碍患者相比，儿童青少年双相情感障碍患者的临床症状常不典型，患者常很难达到完全缓解的标准，存在着更多的共病情况，病程更加迁延，复发率更高，对药物治疗的反应更小和自杀风险更高。这些特点使得儿童及青少年双相障碍患者的社会功能受损更为严重，最终导致预后不良。

双相即为躁狂相、抑郁相两个时相。双相情感障碍的关键特征是极端的心境波动，从躁狂的高峰跌到抑郁的低谷。抑郁的时候，主要表现为情绪低落、活动减少以及对什么事情都丧失兴趣，有时候连捡起地上掉的东西的力气都没有。同时，还会伴随着睡眠不好、记忆力下降、反应迟钝、做事没有效率、提不起精神，做什么事情都没有劲，甚至感到很消极、无望、无助，感到愧疚，觉得自己罪孽深重，难以集中注意力和做出决定，严重时会有轻生念头。躁狂的时候，患者会很兴奋，情绪高涨，话多，爱管闲事，容易发脾气，乱花钱，整天不睡觉，自我评价过高，活动量增加，精力水平提高。

双相情感障碍首次发作的典型年龄是介于 15 岁与 19 岁之间，在全球总人口中有 0.8%~1.6% 的人患有"Ⅰ型双向"障碍，其症状表现为心境从极度抑郁转变为极度狂躁；约有 0.5% 的人患有"Ⅱ型双向"障碍，患者的心境从极度抑郁转变为轻躁狂。有些患者并未交替地体验到抑郁与躁狂的心境，而是同时体验它们，这样的情况被称为"混合发作"。研究认为，遗传与心理及社会因素在其发病过程中均起重要作用，遗传因素的影响可能较为突出。遗传因素可能会导致一种易感素质，而具有这种易感素质的人会在一定环境因素的促发下发病。生活中的不良事件、应激事件是双相情感障碍的"导火线"，如失业、失恋、家庭关系失和、长时期高度紧张的生活状态等。

双相情感障碍的治疗时间比单纯抑郁症更长，治疗难度更大。但"转躁"其实很具有迷惑性，因为当抑郁的孩子表现出精力旺盛等其他症状，就很容易被误解为康复了。每个人都会体验到情绪上的变化或波动，因此躁狂不容易被识别出来。因为当一个人躁狂的时候，他的自我感觉是非常好的，躁狂状态下自己的能力、精力、情绪、自我感受都非常好；当转为抑郁相的时候，这种落差会让患者对自我的感受跌落，失望感和落差感会让患者不断进行自我否定与攻击。在躁狂时用出去多少精力，之后身体和情绪都要加倍奉还。

虽然躁狂发作的体验是积极的，但这是一种病态的积极体验，也会引发超出常人的行为表现。躁狂发作的患者有时自信心膨胀，常常会做出不符合实际情况的不理智行为，且缺乏自控力。例如，孩子突然自信心爆棚，说要考 ×× 名校，觉得自己能考上，过两天花大价钱报了培训班，过两天又对钢琴感兴趣，又要求买钢琴。躁狂发作阶段会导致患者做出许多冲动的行为，这样的行为对身边人也是一件危险的事。如此看来，识别孩子"转躁"的信号对于治疗至关重要，要正确识别是病态还是积极心态。

躁狂发作时的表现

怎么判断孩子是躁狂发作呢？ 以下是研究者调查了多位患者总结出的情况，当孩子出现 7 条以上如下情况时，家长就得留意了。

◎ 孩子睡眠时间比平时少。

◎ 孩子精力比平时充足且活动变多。

◎ 孩子感觉比平时更自信。

◎ 孩子更加喜欢工作或学习。

◎ 孩子社交活动增多。

◎ 孩子特别想去旅行且旅行次数增多。

◎ 孩子开车比平时快，开车不顾危险。

◎ 孩子花钱比平时多，花了很多钱。

◎ 孩子更喜欢谈恋爱，或性活动比平时多。

◎ 孩子比平时容易分心。

◎ 孩子的思绪经常从一个话题跳到另一个话题。

◎ 孩子做事比平时快，或觉得更顺手。

◎ 孩子更加没有耐心，或更容易生气。

◎ 孩子令他人疲惫不堪，或更容易对他人发怒。

◎ 孩子抽烟、喝酒、喝含咖啡因饮料增多。

脑结构的异质性

双相障碍的脑结构影像研究提示患者存在广泛的异质性，这些改变主要集中于前边缘网络，主要包括前额叶纹状体丘脑环路以及相关的内侧颞叶结构（杏仁核、海马、海马旁回）。同时还有轻度脑室扩大（右侧大脑更加显著）以及深部脑白质高信号比例增加。杏仁核、纹状体及丘脑的过度激活，使负责情绪调控的皮质—边缘通路中的脑区改变和脑功能异常。

伴有精神病性症状的患者，其脑结构和脑功能损害更为严重和广泛，这可能是伴精神病性症状的患者临床症状更严重、预后更差的病理基础。因此，脑结构的异质性是双相情感障碍发生的结构基础。

如果患者被确诊为躁郁症，一般来说，他很难自愈，必须通过治疗恢复。对于精神科来说，躁郁症是种很常见的疾病，早期治疗效果比较好，大多数患者可临床治愈。目前治疗躁郁症多综合采用药物治疗、物理治疗和心理治疗等治疗手段。症状很轻的病人可以进行心理治疗，重症病人一般来说必须要药物治疗，甚至要配合物理治疗才能达到效果。

大脑生物学相关研究表明，基于童年创伤事件（如遗弃或虐待）的模式触发有可能是来源于大脑中的杏仁核，从而唤起反应。创伤性记忆生物学研究表明：在创伤性的学习情境中，有意识的记忆是由海马体和相关皮质区域组成的系统形成的，而无意识的记忆则是由基于杏仁核的系统运作的恐惧条件反射机制形成的。

杏仁核系统在进化上比高级皮层更早。当一个人面对威胁时，杏仁核会先发出恐惧反应。杏仁核储存情感记忆，海马体和新皮质储存认知记忆。当再次遇到在最初的创伤中出现的刺激，每个系统都可以潜在地检索它的记忆。在杏仁核系统中，提取会导致对危险的身体反应的表达；而在海马系统中，则会产生有意识的记忆。杏仁核系统中的情感记忆似乎是永久性的，危险刺激的记忆不会消失。若未来暴露在刺激中，即使是与创伤期间存在的刺激稍有相似，也会引发恐惧反应自动复发。因此，我们认为这样的大脑模式可能无法自动消失。

针灸治疗促进脑细胞功能恢复

双相属中医学"癫狂"的范畴。从先秦时期至明清时期，随着癫狂概念的不断演变发展，各代医家对其病因病机的认识亦存在不同的观点。纵观其病因病机的演变发展，认为癫狂发病以七情内伤、阴阳失调、气血不足为基本病因，以上述病因所产生的气、火、痰、瘀为主要病理产物。因病理产物导致的气机失调、阴阳失和、神机逆乱，是导致癫狂发病的最终因素。

双相的症状表现是在情绪的两个极端反复，阴阳强烈失衡。针灸具有的恢复机体稳态的双向调节效应与这种病理状态的表现非常对症，针灸双向调节就是调节阴阳平衡。

现代医学研究证实：针灸是通过调整机体神经—内分泌—免疫系统的功能产生效应，是一种良性的调节，其治疗作用可以简单概述为在机体某一器官系统功能处于亢进状态下，适度减弱它的功能活动恢复到正常生理状态。相反，当这一器官系统功能低下时，针灸可以增强它的功能活动。针灸能参与到神经—内分泌—免疫系统的功能中，通过正负双向的效应实现对整体机体功能的调节，这也证实了这种双向调节效应的一部分生理机制，在一定程度上揭示了针灸双向调节所蕴含的生命内涵。

针灸具有良性双向调节的效应，不需要外在物质的力量，它没有过度关注产生疾病的具体病原和疾病损害的体内具体器官或组织，不依赖高超精细的现代科技去探寻人体"黑箱"内的细微秘密，而是用体表刺激的方式激发生命体本能的自我修复机制，智能地调控体内稳态的平衡。这好比通过一个控件激活了生命体的智能模式，修复各种原因导致的阴阳失调、稳态失衡的病理状态，从而收获理想的临床结局——阴阳调和的内环境稳定状态。

针灸还能够提高大脑皮质细胞的工作能力，促进脑细胞功能恢复，调整神经系统的基本动力过程（兴奋或抑制），使病理过程中的兴奋或抑制状态的神经系统机能恢复到或接近于正常的生理功能水平。此外，大量临床及实验研究证明，针刺穴位可使大脑皮层的某些功能区被激活，从而促进局部血流量及血氧饱和度增加，以及脑内各种神经营养因子的表达；还可以促进残存脑功能的恢复和能量代谢；通过特异性激活大脑皮质特定运动功能区域。目前国内多项实验研究和多中心临床试验已证实针刺治疗抑郁症的疗效与西药相当，而不良反应却明显少于西药。

在临床上看来，单纯通过针灸治疗有效果——针灸对于改善睡眠、缓解精神压力、止痛等可以产生即时效果。如果要达到稳定疗效，还需要综合治疗，靠单一手段和技术解决不太可能。此外，需辅以心理治疗、中药或适量精神药物等治疗手段综合调理，才能达到最佳效果。

活化大脑的方法

对于大脑的训练，主要是对前额叶的训练，这是精神类疾病导致的大脑病理改变的关键区域，这也是我们的高级思维区。大脑前额叶的状况决定了对情绪情感的控制力。如果说产生喜、怒、哀、乐这样的人类原始情感的杏仁核是感情的动力装置，在这里我们可以简单地理解为它是情绪的发动机和油门，相对应的，前额叶则像是刹车和方向盘，是驾驭在情感之上引导其方向和制动的装置。

想让大脑肌肉运动起来，只需记住简单五个字：不走寻常路。我们习以为常的内容和行为，对于大脑是节约神经能的，不需要经过认真思考这个过程，做那些闭着眼睛都会做的事情，前额叶是很少参与活动的。只有当你做些不一样的事情时，大脑才会被利用。当我们在享受便利的同时，前额叶的活动次数也在减少。人们常说"脑子不用就会生锈"，这其实是有一定道理的。大脑和肌肉一样，越用才会越强韧。所以，在时间和条件允许的情况下，你要学会偶尔扔掉方便的东西，有意识地给自己制造一个有点儿麻烦的环境。比如：

尝试不用地图导航，去一个没去过的地方。现代人习惯了地图导航，你一旦失去了依赖，大脑就会警觉起来，立刻开始收集信息。

习惯用右手的人可以刻意尝试用左手做事。穿裤子习惯了先进左腿的人，偶尔颠倒一下，改成右腿。

多接触一些和自己观点不一样的人，不拒绝听不顺耳的话。

去新鲜环境，见没见过的风景，吃没吃过的食物。

学一门新的学科知识，如外语、乐器，或者是需要通过认真学习才能掌握的运动，如太极剑、拳法等。尤其像烹饪、弹奏乐器、编织、制作手工艺或绘画等，这种需要一边思考一边使用手部的技能，效果更加显著。当一个人在学东西时，大脑中的通路便随之变化。哪怕只是学习一条最简单的信息，也会涉及参与这一学习过程的神经元结构的物理改变……大脑在不断学习新东西，也在不断重新塑造着自己。

总之，给自己制造点儿小"麻烦"，从日常小事中学习新的内容，有意识地制造一些和以前不一样的生活场景，尽量打破原有的模式，从而锻炼大脑细胞。这样不仅可以使大脑保持新鲜的状态，而且在遇到真正危机的时候，情绪也不会崩溃，还能在任何时候都理性地做出最优决策。

日常生活宝典

◎ 做专业体检，如果有脊椎椎体错位，需要整脊复位。

◎ 平时早睡早起，少看手机电脑，少食寒凉食物，没事敲敲或按摩脚后跟至脚热。

◎ 经常握握健身球，让两个健身球在手中旋转。

◎ 避免摄入高糖食物、碳水化合物（如精细面包），这些都会让你的血糖飞速上升。减少摄入肉类及重油重盐重辣等食物。

◎ 练习舌操，如尽量用自己的舌尖去够鼻子，或伸到嘴唇外左右运动等。

◎ 多捋捋脖子，改善脑供血不足。

◎ 少看网络上相关疾病信息，警惕疾病的暗示力量。

第六章　网络成瘾

个案实录：怎样才能让你们在乎我！

凡凡（15 岁）

凡凡小学三年级时，父母便离开老家去北京工作，她只有在过春节的时候才能看见他们。春节相聚时，妈妈对凡凡有求必应——逛大街，买吃的穿的，去游乐园玩……大家和和气气。但这种和谐始终像隔了一层膜，凡凡心里居然还生出一些陌生感，这样的陌生感让她莫名不安。每一次离别，凡凡都依依不舍。妈妈来去匆匆，她总想挽留妈妈多待些日子，似乎有很多的话来不及说。

那年春节，妈妈提出让凡凡来北京过春节。凡凡带上自己最喜欢的漂亮衣服，每晚和她一起入眠的兔兔布公仔，想象着可以和妈妈朝夕相处，美滋滋地去了。起初几天，她的内心还是挺满足的，妈妈会认真听她说学校的故事。可是慢慢地，凡凡发现妈妈不再专注地听自己说校园生活，她总是走神。有时候，凡凡写作业，妈妈会关上房门打很长时间的电话，偶尔隔着门凡凡还能听见妈妈在爆笑，她甚至听见一个男人叫妈妈"宝贝"。她问妈妈那个男人是谁，妈妈说是同事。

凡凡知道妈妈在搪塞她。几年前，妈妈也是这样言不由衷地搪塞她。

当时，她问妈妈："你和爸爸是不是离婚了？"

妈妈说："没有，我们只是都去打工了。我们不是每年都一起回来，和你一起过春节嘛？！"

其实，凡凡的父母只是在春节时假装一起回家。之后，在奶奶忘了锁上的抽屉里，凡凡偶然看见了他们的离婚证。所有这一切，都是凡凡自己慢慢揣测出来的，没有人和她说过实情，包括一直照顾她的奶奶，也是含糊其词地哄哄她。在凡凡父母离开老家之前，他们就经常吵闹，甚至大打出手。

凡凡在父母刚离开的那段时间里，非常难过。每次学校组织亲子家庭活动，她都很难堪，她只能在老师的帮助下完成活动内容。凡凡从前爱去同学家里玩，慢慢地她也不去了，因为她看见同学的妈妈便心生羡慕，甚至有点儿嫉妒。

度过最难熬的初离别，凡凡慢慢习惯和奶奶一起生活，装作不在意父母的离异。有一天，凡凡的小姨问她："你爸妈离婚了，你知道吗？"

"大人的事，小孩子不用管也管不了，管他呢！"凡凡假装满不在乎地说。

这年凡凡在北京过春节，她很高兴可以和妈妈多待些时间，但她妈妈的心思却全在现任男朋友身上——他们已经在谈婚论嫁。是否让凡凡知道这件事，凡凡妈心里是矛盾的，但凡凡终究是要知道和接受的。

她试探着问凡凡："妈妈找了个男朋友，你觉得怎么样？"

凡凡说："你已经找到了吗？"

"没有呢。"

"我不信……妈妈。你等我长大些再找，好不好？"

"等你长大了？那你也会交朋友的。到那个时候，你也有你的男朋友，不可能天天和妈妈在一起，到时候妈妈就是一个人了，而且妈妈也老了。"

"……那……好吧……"

凡凡此时此刻一点儿都不想破坏祥乐的气氛，看着妈妈满怀期待的眼神，她违心答应着。她联想起前两天妈妈神神秘秘的电话聊天，和那一声肉麻兮兮的"宝贝"。原来，妈妈又在骗她，其实她早找好了男朋友。接下来的两天，凡凡的内心添了一层阴影，她无法不去想这件事。过了几天，凡凡又问妈妈："你是准备再结婚吗？"

"没有呢。"

"那如果你再结婚，还会生宝宝吧？"

"别想那么多，现在没有的事。"

"如果结了婚就会有孩子呀，你要是有了小宝贝，是不是……会……更喜欢……小宝贝？你能不能不要那么快生宝宝？我怕你会更喜欢他。"

"别瞎想，怎么会呢！"

"爸爸也有女朋友了吗？他是不是也会再结婚再生宝宝？"

"这个……你得问你爸爸……"

凡凡感觉很无助，她隐约感觉到了爸爸和妈妈都有了新生活，在他们热烈向往的新生活里没有她的存在。妈妈很满意自己的新男友，已有待嫁之心，只等与对方喜结良缘。凡凡心里这几年的旧伤还没有结疤，却已预见了父母的新生活，这如同在她的旧伤上又划出一道新伤。

之前活泼的凡凡心情越来越差，和同学在微信上聊天时，也不再热烈地讨论压岁钱、北京的天气、动画片等话题。凡凡虽然对妈妈不满，但她不敢说出来，生怕一说出来，妈妈会更快进入新生活。那时候，妈妈每次监督凡凡使用手机的状况，凡凡都乖乖遵守，从不抵抗。

一天晚上，凡凡已经睡着了，被一阵亲昵的笑声吵醒了，她知道妈妈又在和男朋友通电话。她心烦地故意翻了个身，妈妈挂断电话终于睡觉了，凡凡却睡不着。她无聊地看了眼手机，快 12 点了，她发现班级群里还有同学在聊天——这么晚了还有同学在群里发搞笑图片，过一会儿又有人炫耀自己新买的游戏装备。

原来这个同学在玩游戏《第五人格》。这个游戏凡凡看见过，有时候她上网查学习资料，网页上就会跳出游戏的界面。凡凡这次好奇地点进去了，发现这个游戏还挺有意思，有点儿萌、有点儿恐怖，还有点儿新奇。所有人物的眼睛都像扣子，大家在一个神秘的庄园里探索，玩着紧张刺激的逃离游戏，真是个超豪华版的"躲猫猫"。随着她慢慢适宜了阴森的画风和音效后，那些恐怖元素虽然吓人，但又增添了一丝紧张感和刺激感。

当然，最吸引凡凡的是其中的换装游戏，游戏里面的时装更新很快，漂亮衣服层出不穷。在游戏里这些衣服叫"皮肤"，这些皮肤吸引着凡凡，但买皮肤要花费成百上千。起初凡凡从微信上转账去购买皮肤，她很紧张，因为她从没花过那么多钱，在这之前，她最多在小超市里买点儿糖果或者饮料，都没超过 50 元。现在买皮肤，一次就得花出去上百元，而且还是那种等级不高的皮肤。只要开始了，胆子就会越来越大。凡凡转出去的钱越来越多，100元、200元、400元……一次又一次……

凡凡开始不满足于现有等级的皮肤，她想要高等级的紫金皮肤，那可得一次性花几千元。因为有前面的循序渐进的消费，她已经没那么紧张了，更何况她太想要那身衣服了，多漂亮啊！她想炫耀——要知道在游戏里有那么一身皮肤，是很让人羡慕的。她总是羡慕别人，现在她终于也有了让别人羡慕的东西了。有了高等级的皮肤，她就感觉自己在游戏里是个"大佬"，玩得很自信。

有一天，凡凡妈睡醒后，发现凡凡在偷偷摸摸玩手机。为了不让她听见动静，凡凡还戴着耳机，正玩得投入，都不知道妈妈已经从卧室出来了。被妈妈发现后，凡凡只好乖乖去睡觉。接下来的一段时间，凡凡妈并没有足够重视，没有对凡凡采取更严格的时间和生活管理。虽然她隐约也意识到，凡凡在手机的使用上应该做些调整，凡凡的不正面对抗并不代表她对手机不着迷。凡凡妈一心盼望凡凡过阵子回老家去上学，到时一切就好了。

妈妈把凡凡送回老家的第二天就返京了。凡凡在接下来的日子里，开启了更为投入的游戏之旅。夜深人静，她仍在手机的世界里狂奔，顾不上睡觉。上学的第一周，她就无法适应学校的节奏，上课睡觉，不听讲，作业不做也不交，小测试居然交了白卷。老师联系凡凡妈让她监督孩子。当凡凡妈打电话给凡凡时，只要说起打游戏，凡凡就不吭声或者随意敷衍两句。

老师在班上严厉批评了凡凡，吓唬她再打游戏就别来上学了。

凡凡果真不去了，她晚上打游戏，白天睡大觉。凡凡爸只好赶忙从外地辞职回老家。凡凡妈也开始频繁给凡凡打电话，每天都和凡凡聊会儿天。这样的关心，对凡凡起了点儿作用，她继续回学校上课了，但也只是装装样子罢了。凡凡爸发现女儿还是整宿都在玩游戏。凌晨 3 点，凡凡把房间门反锁了，凡凡爸冲进去，拿着她滚烫的手机，怒不可遏。凡凡爸把手机用力往地上一砸，手机裂开了。第二天，凡凡不仅不去上学，而且开始绝食抗议。她一天没有吃饭，半夜跑出去，到一个要好同学的家里。凡凡爸把她找回家后，她便不再和爸爸交流。凡凡爸六神无主，打电话给她妈妈求助，她也不听妈妈的话。第二天凌晨 4 点多钟，他们发现凡凡又跑出去了，这次她没去那位女同学家里。凡凡父母不知道她去哪了，只能在家里干着急，正想着要去报警，凡凡却在第二天早上晃悠着回来了。

凡凡说自己绝食太久，饿坏了，所以找了个地方去喝奶茶吃东西了，还买了点儿小零食回去。关键她去修了手机，钱是偷偷从奶奶抽屉里拿的，这不是她第一次这么做，她已是在家偷偷拿钱的"惯犯"。

凡凡自己把手机修好后，干脆不去上学了，白天也在家玩游戏。凡凡爸不敢再言行过激，他无法预估孩子会采取什么令人承受不了的行动。他意识到凡凡的事情不会很快得到解决，无奈的他打电话给前妻。凡凡妈急匆匆赶回了老家。这是凡凡第一次看见爸妈齐刷刷地出现在她面前，在这之前只有在春节这样特殊的日子里，两人会同时在家里出现，一年只有一次这样的机会。之前即使凡凡生病发高烧，妈妈也只是在电话里安慰她几句。

当凡凡的爸妈一起小心翼翼地说，想和凡凡谈谈时，凡凡觉得他们有点儿可笑，还有些小开心，觉得他们没必要那么郑重其事找她谈，好像发生了什么大事。凡凡妈试图讨好她，答应给她买喜欢的小兔子回来养，凡凡却表现得一脸无所谓，她拒绝和父母交流，只愿意和奶奶说话。

凡凡辍学打游戏的这番折腾，她心里觉得最对不住的就是奶奶，她害怕看见奶奶的眼泪，害怕听见奶奶断断续续的咳嗽。奶奶最近几年的身体越来越不好，腿脚越来越不方便，她害怕奶奶哪天会突然离开，到时真的只剩自己一个人了。在奶奶的劝说下，凡凡对奶奶说："我可以去上学，或者下学期留级，复读初一，毕竟已经落了很多课，我可以在奶奶监督下控制游戏时间，晚上按时睡觉。但我不想在家里看见爸爸，得让爸爸搬出去住。"

凡凡爸照做了，凡凡又背着书包去了学校。妈妈陪了女儿几天，生活似乎恢复常态了，看上去还比较太平。可是从妈妈离开家的第二天开始，凡凡重新开始了"夜猫子"的生活，凡凡爸只能从出租屋里搬回家了。一切回到从前，而且矛盾升级，凡凡妈打电话给凡凡，她不接电话，也不回微信。凡凡妈只能又买了张机票飞回老家。这次回老家，她没有和凡凡达成任何共识，凡凡就像在自己和爸妈之间划了一道界线，谁也过不去。

然后，凡凡妈把孩子带到了我的治疗室。

表面上看，凡凡想要玩游戏，舍不得新买的皮肤。其实，凡凡自己也不知道自己到底想要什么，或希望父母怎么做。她只知道此时的感觉似乎还挺受用。

"你瞧,爸妈为了我马上就飞回来了,他们的眼神齐齐定定地看着我。

"你看,他们都围着我、关心我、担心我,很想知道我在想什么。而这之前,我一直在小心地去试探爸妈在想什么,他们想怎么做。"

她只知道,自己现在的感受比从前更舒服。

凡凡妈问她:"你是否希望我和你爸复婚?是不是爸妈和好了,你就再不玩手机了?你就去上学?那我们可以复婚呀!"

"你们的事我才不掺和,毕竟感情不能勉强!大人的事,小孩子不管,你们也别管我!"

治疗时,我问凡凡:"你爸妈说复婚,你不关心吗?"

"他们怎么可能复婚呢?又在哄我,我才不信呢!当我是小孩好骗呢!"

凡凡是了解妈妈的,那么凡凡妈说的是真心话吗?她经过深思熟虑了吗?还是真的像凡凡说的那样,只是哄哄她,让她听话。

如果不是出自真心,凡凡妈又何出此言呢?想要达成目的也不能信口开河——凡凡毕竟是了解妈妈的。对于凡凡这么大的孩子,父母不走心地哄哄已经毫无意义了,徒然让孩子轻视。

妈妈质问凡凡:"你答应奶奶去上学,不是都说得好好的吗?你爸也按你的意思,搬出去住了,你为什么说话不算话呢?这才几天哪,我们都很难相信你了,不知道你哪句话是真哪句话是假。"

凡凡的心里，也在说着同样的话："妈妈，您哪句话是真的，哪句话是假的？"

治疗记录

网瘾给孩子带来成长的新希望

如果不是辍学在家治疗网瘾，凡凡可能一直没有机会把漠不关心的父母召回自己身边，满足自己对"父母之爱"的强烈呼唤，同时唤醒父母沉睡的父性和母性意识。

凡凡父母是忽视型的父母，只关注自己的需求并注重个人生活的追求。不负责任的父母，心智一般是相对浅薄的，他们只顾自己的感受。凡凡妈在选择婚姻的时候，就已经表现出不够成熟的婚恋态度。

凡凡的父母是高中同学。当年凡凡爸高大帅气，尽管家境较差，但凡凡妈还是被他深深吸引。凡凡爸内向沉默的性格，在她眼里也是一种迷人的"酷"。凡凡爷爷很早就去世了，婚后，凡凡的奶奶和他们住在一起，他们的婚房是凡凡妈家里给置办的。凡凡爸迫于自身经济困难，被动地接受了这一切，住在岳父买的房子里，但这让他觉得自己的男性尊严受损，又无力自置房产，从而在家庭问题的处理上出现了一些过度自我维护的行为。当小两口闹矛盾时，他表现得冷淡疏离；当婆媳之间出现矛盾时，凡凡爸又完全护着自己的亲妈。

在现实生活面前，凡凡妈对丈夫的爱一点一点减少，看着丈夫虽然英俊但时常冷漠的脸，他的魅力大打折扣。孩子出生后各种花销用度，让家里总是捉襟见肘，丈夫的工作一直也没有什么起色，关键是他上进心不强，对于未来，在凡凡妈眼里，这个家庭让她看不见希望。对孩子的高品质养育，不是从胎教开始，而是从谈恋爱时找一个什么样的人做未来你孩子的爸爸或妈妈就开始了。越是复杂的社会环境中，亲子教养越不能顺其自然，更需要有意识的养育。为了培养健康、聪明或有所作为的健康孩子，父母双方都要担当重大责任。父亲的所作所为深刻影响着母亲的情绪和行为，相应地，又影响着发育中的小孩。

所以，一个人恋爱时就要全面了解对方的品性。凡凡妈是个"颜控"，凡凡爸外表很吸引她，而凡凡爸性格上的内向自私冷漠，居然被解读为神秘的吸引力。凡凡爸内向自卑、情感淡漠，生活中不愿意对妻子有示好或者妥协的行为，认为这样做就是低三下四，对孩子的情感投入也有限，长期缺席父亲之位。在凡凡心中，父亲只是个象征。凡凡与父亲不甚亲密，更依恋母亲。

凡凡的奶奶，在早期有意无意地和媳妇争夺着儿子的注意力，经常搬弄媳妇的是是非非，舍不得放开自己和儿子的情感联盟，给家庭增添了没有必要的动荡。她辛苦地抚养凡凡，可是也没有获得应有的尊重。凡凡虽然很依赖她，但对于奶奶常说自己妈妈的坏话，产生了一些混乱的感受。

在时间的发酵下，家庭矛盾暗流涌动，滋生出的脏水，总是流向低处——凡凡就是家庭的低洼地。这正应验了系统性家庭治疗理论的一句经典："生命系统中的问题，将会由系统里最弱小的成员承担。"

对他们这个已经四分五裂的家庭开展家庭治疗，主要还在于凡凡父母能够在孩子出现问题后，从漠不关心到真心开始为孩子着急。如果他们没有改变的意愿，我是无法介入治疗的。在治疗时，他们本能地替自己找借口，而且这方面两人还出奇的一致。

"我们都是关心她的，春节一定会回家。平时会打电话，有时也和凡凡的老师联系。"

"可是你们忙得一年只有一次回家的机会？现在交通那么发达，这样做会让一个孩子产生她被关心的感觉吗？"

"我们也知道父母要多学习，我们看了很多育儿的书。孩子最开始上网频繁时，我们都没有冲她发脾气，都跟她好好说，可是没有用。"

"你们不用心，只用技巧没用。"

曾经，当凡凡想父母或者生病的时候，打电话希望他们回家，他们总有各种理由推托，凡凡只能在春节的时候看见他们。在长期独自和奶奶的生活里，凡凡没有一条良好的途径来释放内心的压力、渴望和困惑。现在，因为沉迷手机，凡凡的父母着急了，父母出现在家里的次数也多过原来几年的累积。

游戏沉迷，让凡凡获益了，这种获益不是游戏本身多有趣，能给她带来多少快乐，而是因为陷入游戏继而引发辍学、生活不规律、离家出走，这一切又成功引发了父母的焦虑，从而使她获益。这是她第一次完全把控家庭气氛，把控父母的行动和情绪，收获了父母所有的注意力，获得父母的关注和情感反应——即使这种情感反应是负面的，但总是好过先前的被忽略和无视。这一系列破坏自己生活和学业的行为，表达的还是凡凡内心对亲密的需求，即使被批评、被责难、被训斥，她都是获益的。

开启新的生活状态

在凡凡的家庭治疗中，我让他们说出自己的愿望。凡凡在引导下说出了自己的愿望："希望妈妈在身边，爸爸偶尔能回家。"

经过治疗，凡凡妈感受到孩子内心对她的呼唤，也意识到自己行为上的轻率和不成熟。她想辞了工作，留在老家陪孩子，与孩子共同生活一段时间。但她还是有一些犹豫，毕竟自己正处在热恋中，而且盼着开花结果。我鼓励她："对凡凡和你而言，这样关键的时机不会总有的，错时这个时机，你可能很难去修复母女关系，你需要慎重考虑，做出选择。你再婚的事，对于孩子很突然，你和凡凡几年总共见过几次，现在一见面就告诉她，你和他爸都要再结婚生小孩，孩子不可能接受得了。"

我的说法已经很明确了，因为我知道，如果凡凡妈不陪伴孩子走过这段时间，通过治疗构建起来的那点儿情感火苗是无法燃烧起来的，而这点儿火苗是希望，能够点燃希望的就是凡凡的母亲，她只有留在老家陪着孩子，才能给予凡凡对亲子之情的信心。否则，凡凡的情绪很难稳定下来，也很容易再度沉迷游戏，或者自暴自弃，产生别的边缘行为也未可知。

在这个春节，凡凡难得和母亲有较长时间的相处，孩子很开心。本来凡凡妈可以好好修复女儿内心的空洞，但她急于抓住机会再婚，并且逼着凡凡理解她的处境，又试图用假话蒙混过关，想着自己可以毫无歉疚地再婚，实在是操之过急，这激发了凡凡更深的焦虑和恐惧。父母二人都将在不久的未来重组家庭的事实，让凡凡无力承受，何况奶奶的身体每况愈下，凡凡认为自己快成了一个没人要的孩子，这些慌张不安、害怕被遗弃的情绪都是游戏沉迷的催化剂。

当然，凡凡父母都还年轻，寻找对象再婚是种积极的生活态度。但孩子只有在很小的时候比较容易接受外来者，七八岁以后就困难些，青春期的孩子基本不太能接纳新成员，也很难融入新家庭。所以，像凡凡这么大的孩子接受继父母是很难的，尤其是父母两人几乎同时开展新生活，而且为再度生儿育女做准备。即便一个正常家庭，二胎孩子的降临，对老大来说，不能继续百分百拥有父母的爱，也是不小的冲击，更何况对于重组家庭的孩子，这种情况更需要谨慎处理。

这些突如其来的现实，对凡凡是个很大的冲击。春节期间母女间的其乐融融，让她以为幸福就在眼前，没想到接下来又要面临情感的瓜分。凡凡说："过年的时候和妈妈待在一起挺长时间，我是开心的。可当知道妈妈可能快要再婚了，就开始对妈妈不信任，并且很愤怒，所以后来辍学后也不想接妈妈的电话。"

凡凡在游戏里热衷于花钱去买皮肤，夸张地寻求游戏的乐趣。如果她只是单纯找乐，其实是容易放弃的，不玩了就是了。在治疗中想要阻止这种夸张和强迫性的游戏行为，我们必须关注孩子行为背后的焦虑和不安，找出对抗焦虑的新的防御方法。

凡凡妈最后决定留下来照顾凡凡，让凡凡重新上学。另外，凡凡爸请了家庭老师，来补足她落下的课程，尽量赶上学校的学习进度。父亲也在家陪了孩子一段时间，一家三口还会一起去看个电影、逛个公园，给空白的从前填上新的情感交流。

在手机使用上，他们订立了家庭电子产品使用协议，制定了规则，这是凡凡一起参与制定和认可的。凡凡爸在老家待了一段时间后离开了，每半个月回家一次，并且经常微信联络凡凡，他的新婚计划也暂缓执行。

凡凡的父母，在这样的时刻，更应该学会等待，等待孩子和自己完成真正的亲密，等她慢慢找到安全感。凡凡需要时间，父母需要耐心，弥补给孩子稳定的关怀，花时间帮助孩子觉察、感受，并做出新的选择。

凡凡的父母对新生活的追求无可厚非，孩子不是生活的全部，但他们首先要为当下出现的教养问题负责，要承担家庭的职责，在不放弃追求幸福的同时，继续完善自己，善待孩子，并且乐意关照自己的孩子。他们要给孩子适当的保证，让她知道父母是爱她的，不会离开她，会继续照料好她，为孩子的心理发展做好切实的铺垫和过渡。凡凡的父母在离婚问题上一直语焉不详，本身就是缺乏诚意和勇气的态度，而且激发了孩子内心深处对父母的不信任。

虽然在家庭治疗中，凡凡父母都向她道歉了，但在孩子听来还觉得不真诚，担心他们说一套做一套。我说："在最近的交流中，他们和原来相比，你认为有变化吗？"

"有。"

"对呀，这就是改变的开始。大人有时和孩子一样，可能会有些行为的反复，但他们也会和你一起成长。"

凡凡说，她还希望妈妈改微信图片——妈妈经常在朋友圈里发自己美图后美美的自拍照，微信头像也是化着浓妆卖萌嘟嘴的照片，动作像十几岁的小姑娘。凡凡很不喜欢，她很难把这些少女表情和"妈妈"这个词统一起来。的确，凡凡的妈妈钟情于这些幼稚表情的背后，是对现实卖力的忽略和忘却，至少是对母亲这个现实身份的模糊，她想找到一种纯粹恋爱的感受。可见，她对新恋情的尽心尽力以及暗含的对凡凡的忽略。

唯有在生活的难题面前，才能去发现更好的自己，如果凡凡的父母在这个过程中历练得心智更成熟，不会再糊里糊涂地结婚，又糊里糊涂地离婚，对他们未来的生活和情感之路也是件幸事。

别的感情都可以替代，唯独父母之爱是唯一的，祖辈再心疼孩子也不能替代父母。父母之爱不可替代不仅仅因为他们是孩子最亲近的人，而且是因为他们的爱如此年轻、新鲜、充满活力，即使带有不成熟的意味，但冲动又美妙，内在是饱满充沛的，没有经历人世风霜的味道，陪孩子共度成长的时光，待昔日追忆，一切都如此生动。

当生儿育女之后，你不再仅仅是谁的儿子或女儿，更是孩子他妈或孩子他爸。有些父母一直等到年岁稍长、玩心不那么重、活得不那么自私的时候，才会感觉到体内父爱母爱的觉醒，想去和孩子亲昵，而这个时候的孩子已不可能与他们亲近。没有耕耘却期待丰厚回报，是不现实的。

偷钱买游戏道具源于情感幻灭

凡凡假期玩游戏时，不仅把几千元的压岁钱全部用于购买游戏道具，而且还从妈妈手机上转了钱，偶尔也从她的钱包里偷钱。当时凡凡妈发现后没有生气，但也没有在这件事情上做正确的引导，只是告诉凡凡要好好上学，并允许她玩游戏，但不要玩得太厉害了。

凡凡当下答应了，但她没那么容易做到，那时候她刚花高价买了游戏里的金皮"十三娘"。凡凡说："紫金皮肤是这款游戏里最贵的，而且这是限定款。换上了这么牛的皮肤，不在游戏里多遛遛，那岂不是浪费了这么好看的皮肤？我可是花了不少钱氪出来的！氪，银医生，你应该知道吧？"

"懂一点儿，氪金嘛。但肯定没你懂喽，因为我没在游戏里氪过，我经常去商场氪金买皮肤，看我身上穿的，就是前不久去买的皮，你看这皮如何，算得上限定金皮吗？"

凡凡被我逗乐了，说："呵呵，你这皮没有特效的。"

"那倒也是，所以你在商场里不会花几千去买衣服的。"

"绝对不会啦！"

凡凡说话的口气，让人感觉花几千在现实生活中买件衣服很傻，而在游戏里为皮肤掏钱物超所值，还带着傲骄。

可不是，游戏里买的都是梦想，哪有比梦想更贵的东西。

游戏给人植入梦想，玩家为梦想买单，貌似空对空、虚对虚。但这体验扣人心弦，心跳如此真实，穿上新皮肤总觉得比用原皮肤流畅。限定款的衣服让凡凡自信心爆棚，虽然这款游戏的色调通篇是比较灰暗的，却能让凡凡在黑暗中遇到光明……

游戏，似乎不是电子科技的产物，倒像是幽深的玄学，玩转了对人的精神控制。

凡凡买这款价格昂贵的游戏皮肤的钱，不是自己的压岁钱——那些钱在她过年回家之前就已经在游戏里用完了。买皮肤的钱是她从奶奶手机里偷偷转出来的，从外地回家以后，凡凡对游戏投入了比先前更大的热情。过年时，她在妈妈身边，还有所顾忌；回家后只有奶奶在身边，她更自由了。

虽说从奶奶手机转钱后被发现，凡凡爸也帮奶奶把支付密码改了，但凡凡后来还是能从奶奶手机里转钱，她说自己早把她的指纹输进去了，换什么密码都能开，只是他们不知道而已。

凡凡不止一次从妈妈和奶奶手机里转过钱，从皮夹里偷过钱。这种偷窃是有意义的，因为她"偷"的欲望并不是对物质的欲望，而是对拥有妈妈的欲望。

那些偷盗成性甚至品行有问题的小孩子，在现实生活中，都可能存在情感幻灭的生活难题，尤其是来自父母至亲的情感幻灭。不断的偷盗行为是他们对这种幻灭的发泄，是不断"找妈妈"的过程。在孩子的成长过程中，一个母亲即使再平凡、再不完美，但她至少要保证不让孩子感到绝望。孩子或许会有失望，而这种失望必须在孩子能够承受的范围之内。

表面上看，凡凡偷拿钱是为了买游戏皮肤，但事实上当时她的微信钱包里还有钱，只是单纯想偷拿妈妈的钱，甚至从妈妈钱夹里拿出钱放在自己身边。她的行为只是认定自己有权力拿妈妈的东西，她在寻找拥有妈妈的权力。她认为妈妈是她的，所以妈妈的钱也是她的，她有权力这样做。她就像个饥饿的小婴儿，去妈妈那里寻找乳汁来满足情感的需求。

订立家庭电子产品使用协议

从网络支付开始，我向凡凡灌输了一些电子产品使用方面的相关知识。网络支付无论是对金额或者是密码都要有所关注，不管是支付二维码还是支付串号，绝对不能复制给别人。父母除了引导孩子了解电子支付的相关内容，更重要的是一定要给自己的支付账户添加密码并且对来往账目心里有数，这不仅关乎经济隐私安全，而且关乎网络个人账号的隐私安全。

小学阶段和初中低年级阶段的孩子不一定很理解"隐私"这个概念，我们要告诉孩子以下网络安全规则，设定网络边界，保护好自己的安全。

◎ 不告诉别人自己的地址、电话号码、学校和地址、家长的工作地址和联系电话等信息。

◎ 如果看到让自己感到不舒服的信息，立刻告诉家长。

◎ 如果没有父母的同意，决不将照片寄给任何人。

◎ 如果接到了让自己感到不舒服的信息，不予理睬，并立刻告诉父母。

◎ 除非得到家长的许可，不在网上乱买东西。

◎ 不上任何家长不赞成登录的网站。

◎ 不和任何人分享自己的密码（除了家长）。

◎ 在未经他人允许的情况下，不在网上分享任何属于别人的东西。

◎ 经常与父母讨论网络，并和他们一起决定上网时间以及应该访问的网站。没有父母的允许不破坏这些规则。

这些基本的隐私安全是家庭电子产品使用协议的一部分，其余的还要家庭成员一起商讨，将电子产品的使用频率、习惯安排妥当，对理想中的家庭生活做规划，共同期待给家庭带来有章可循的正面影响。

例如，规定上网时间一周不能超过两个小时；允许孩子在周末上网；每周或每月过一个"家庭无网日"。全家一起计划好某天的"无网活动"。到了那一天直接断网，享受没有电子产品干扰、家人互相陪伴的美好时光。父母参与孩子的线上活动，一起打游戏，分享有趣的图片、有价值的讯息，提供图书的或文章的网址。而且在电子产品使用过程中，经常性"对话"互动。

家长以身作则，创造"电子真空"环境。在家庭内部设置线下时间，除了规定家庭使用电子产品的时间上限之外，还必须规定不能使用电子产品的时间段。一般的建议是吃饭时和睡觉前——因为吃饭是全家人一起交流、创造连接的时刻；而睡觉前使用电子产品会让孩子过于兴奋难以入睡。吃饭的时候，关闭电视，让手机等电子产品远离餐桌。吃饭的时候，一家人就一天的工作生活、桌上的食物，或未来的计划进行交谈，记住，给孩子发言的机会。

练习太极拳，重置大脑

凡凡从小身体体质不好，外表瘦弱，易感冒，网瘾后的不规律生活更是对她伤害极大——她面色青白无光泽，每天食欲不振，只爱吃零食等各种垃圾食品，喝可乐奶茶等，对白开水都不感兴趣。

我给她四缝穴放血，其中有 3 个指头挤出白色水样液。治疗 1 次后，食欲好转，共治 4 次已无白色液挤出，到可以挤出一点点血之后为止，我又嘱她母亲通过饮食慢慢去调理。四缝穴可健脾行气，活血消瘀止痛，提高免疫力，促进生长发育。

同时，凡凡需要配合常规性的运动，身体要动起来。这个目的是强化身体健康，为我们的灵魂增光添彩，通过运动去和身体对话，在不断产生连接的过程中，感受自我，感受毅力，感受坚持，感受细胞的活力，获得"自我"。在运动过程中，我们内在的情绪和意志都在悄然变化，在努力去达成运动锻炼中的某个高度、速度和韧性的时候，自信心和目标感就会提升，自尊也会有不同程度的提高。

我在治疗中，很注重心身一体化的治疗，帮助患者找回自己的身体。身体和自我的存在与意识、心理健康有密切的关系。在我个人的治疗中，除了常规心理疗法的整合应用，太极拳也是治疗中的一个独特法宝。我本人是一个太极拳的研习者，不仅自己受益，还有机会把它融入心理治疗当中。2020 年太极拳申遗成功，这是我们中国人共同的宝贵财富。

当然，治疗中并不是教他们打一套拳法这么简单。我开创了太极心理疗法，把心理学的理论基础和太极拳的内在拳理有机整合，用太极拳讲究的"形神合一"，来治疗患者的"心身分裂"，通过身体的觉察与认知来改变动作。动作反映人格，通过动作层次的改变，影响心理功能的整体发展，促进心理功能完善，直到发展人格。

太极拳中有针对儿童青少年的套路。从练习方式上看，应该结合他们的心理特点，在某些特定动作中配合发力发声，将浊气一并排出。动作起承转合，慢时有板有眼富有节奏；动时如波涛翻滚，气势如猛虎下山，再加上阵阵发力的喊声、童声嘹亮朝气蓬勃，十分有助于情绪的宣泄和激发快乐的感觉。孩子习练时和结束后都表现得心情愉悦、虎虎生威。刚开始训练时，凡凡还不好意思喊出来，声音也有气无力。慢慢地，她气息充沛，声音有了孩子本应该有的嘹亮。

行为是靠大脑控制的，不良的行为是由不良的情绪引起的。出拳发声就是在抒发内在情感，发泄情绪，激发阳气长志气，激发他们积极愉快的精神体验。习练太极拳，对于哮喘、易感冒、咳嗽等平素体质偏弱的孩子有非常好的效果。凡凡在这个过程的调养和锻炼中慢慢变得面色红润光泽，身高体重增加明显。

在治疗上，我试图去帮助患者在运动中连接"自我"。但不是所有的运动都能和"自我"产生意义强大的连接，比如跑步这样的运动，也有治疗意义，我也会建议凡凡和爸妈一起跑步，但其作为治疗性的运动方式终归相对简单和单一，与内在自我的靠近有限。

所以，一个好的运动媒介，是通过身体与动作元素，让我们向内行走，与自己靠近。从治疗经验上看，太极拳无疑是最好的媒介。当我带他们体验一些特定动作时，患者脑海里会浮现过往记忆，会感受到心情与隐藏的内在感觉相呼应，所有的心智意念都会透过身体动作表达出来。

太极拳是中华内家拳之一，是一种哲拳，它本身的拳理是蕴含哲学思想的。太极拳的一招一式自始至终保持圆弧状态，去做螺旋运动，模拟天体行星的运动方式，循环不断又生生不息。我针对患者不同的症状，用太极拳的招招式式开出个性化的"药方"。青少年主要练的不是拳脚功夫，而是头脑中、心灵中的功夫。

当凡凡的治疗结束，回到现实生活中，她把太极拳的身体运动方式，转变成了一种生活方式，太极拳成为她生活当中必不可少的内容。那些有常规性锻炼习惯的人，精气神总有着与众不同的状态，散发着从内而外的力量，不断地从运动中连接自我。在治疗中获得一种有利于心身交流的生活方式和一种懂得变通、刚柔相济的思想认知高度，才是患者获得的重要的心理资源，这是疗愈后非常有效的运动方式。

这样的传统与现代的结合，有着单纯西方心理学的一些治疗方式所不能达到的高度。患者不仅对生活有了掌控权，还增强了对事物的感知能力，他们的外貌和气质也发生了变化，从萎靡颓废到笃定沉稳。

疗愈课堂

迎接新时代下的电子教养

电子环境已经是当代人的生存环境，是生活的一部分。我们的观念需要变革，放下那些忧心忡忡和犹豫不决，和孩子站在一起，了解这种新文化，陪伴他们在网络世界里开辟新天地。要从孩子小时候就告诉他们，电子和我们生活的关系是什么，应该把它当成什么，它在生活中应该占据多大的分量。我们不仅要教他们在现实世界如何生活，还要教他们在虚拟世界如何生活。

电子新环境带来了新的养育话题：如何看待科技发展？如何使用电子智能屏幕？如何把握虚拟环境和现实环境之间的平衡？如何正面地走入电子生活，纳入家庭教养和学校教育？……

我们是否可以在没有前人经验的基础上，给自己的家庭创造关于电子科技的家庭文化，父母和孩子共同融入其中，而不是彼此间格格不入？这是对电子时代父母的挑战。这些都需要我们站在更高角度，引导孩子们树立正确的电子产品使用价值观和科技观，学习获得前所未有的屏幕使用智慧和科技使用素养。

网络，不应该成为孩子和家长之间的一堵墙，而应该成为促进交流的工具。我们不能强化孩子这个观念：上网，是孩子的个人行为或者私密行为，父母只是电子内容的审核者和孩子操作电子产品时间的限制者——这样便形成了紧绷的消极对立，是管理者与被管理者的关系，在这个关系中虽然包含着管理督导，但根本关系还是家庭作为整体和电子产品之间的融合。

只有当你和孩子在一起，当你带着孩子走进正面电子生活，才是平衡负面电子生活的最佳且最有效的方法。唯有依靠父母的支持和模范力量，孩子才能和丰富的网络智慧连线，在充满挑战与机会的网络世界里茁壮成长。

曾有焦虑的家长在课上问我，是否可以强制不让孩子接触网络。我说："先不论这点在当前是否现实，孩子拥有认识周围世界的权力，也有认知电子世界的权力。电子环境并不是孩子发展的必要条件，但可以和现实环境一起，成为孩子成长和发展的环境和源泉之一。"

"上不上网"已经不是问题，"怎么上"才是问题。

我们在电子生活的教育上的努力应该是分步骤的，从生命早期与电子屏幕保持距离，再到小学阶段深根固柢，到磨合发展，再到青春期后期主动驾驭。

不同年龄段的电子教养

学龄前：保持距离

儿童在生长发育的最初 5 年中，大脑发育最快，且这个时候大脑具有非常高的可塑性，孩子学习的新知识、锻炼的新能力，可以在大脑中形成持久存在的牢固神经信号传导。在这个过程中，身体是婴幼儿学习和思考的媒介，在整个婴幼儿期，儿童身体的生长变化极为迅速。身体的各种本能活动的展开是婴儿的基本活动，感知、伸手抓物、独坐、站立以及行走等逐步改变着婴儿对环境的体验，影响着婴儿理解自我、环境以及他人的方式。

儿童宝贵的感知觉体验需要综合的感官配合，才能展开学习的翅膀，带来学习的进步和智能的发展。这一切没有任何一台精美的学习机可以取而代之，虚拟的电子空间操作相对单薄，电子产品的刺激不能唤醒他的感知觉。

　　这个阶段孩子的可塑性最强，如果错过发育的敏感阶段，受到的影响可能是不可逆的。年轻的家长不能因为图省事，把孩子扔给电子屏幕来陪伴，要多花些时间陪伴他们，多与他们互动。

　　孩子接触亲密有爱的父母、亲友，接触自然原始的世界，与接触电子屏幕，对神经系统的发展有着不同的影响。符号化、形式化了的抽象概念的电子世界看上去一片死气沉沉，尽管有着色彩艳丽、喧嚣浮华的诱人外表，但儿童只有在与人肌肤相亲的生活世界中，才可在现实的自然世界里学习和发展。儿童的想象、直觉思维、精巧的感知觉等天赋本能的综合发展，使他能够自由地巡游于现实的各个方向，去经历符合自己发展需要的重要体验。

　　电子产品所能带来的只是单纯的大脑开发活动，或机械记忆、死记硬背、简单的思维训练和问题战术游戏。无论是从学理依据还是现实的教育经验来看，电子产品对于儿童未来的成长都不能起到长期的、整体的和积极的效果。

　　它们有可能在短时期内带来显著的外在成果，但这并不意味着它们可以很好地激发儿童的好奇心和求知欲。这不是通过单纯的思维训练就可以培养出来的，它是建立在儿童自身对外部世界的体验和感知基础上，从而由自己内部力量生发的对外在事物的探究兴趣。

　　现在很多家长因为工作繁忙，常常疏于跟孩子的沟通和交流，"家长和孩子各玩各的手机"的场景已屡见不鲜，造成的负面影响也显而易见。但是，人与机器的交往，永远代替不了活生生的人与人之间的情感交流。在孩子的成长过程中，情感的力量和自然现实的力量更加凸显，成年人对孩子的情感关爱和陪伴显得尤为重要，而不是让孩子成为机械的"电子娃娃"。

在孩子早期的认知活动中，身体是孩子思考和学习的基础，通过身体知觉来认识和把握世界，教育也不是放在狭小空间的学习活动。狭小的电子屏幕让"身体"走开，那我们就让"电子屏幕"走开。

学龄期：深根固柢

小学是正式接触电子网络世界的阶段，也是电子素养培养和形成的关键阶段。

那么，在孩子的大脑，应该给电子世界开辟和建立什么样的神经通道？什么时候建立？如何建立？这是我们现在要思考的问题，它影响着未来孩子对电子生活的概念和认知。

小学低年级阶段以前，家长对小朋友的影响力最大。在足以影响孩子的阶段，即儿童期及青春期早期，正是早期电子网络观形成和网络使用行为习惯养成、输入电子家教的主要阶段。

孩子到了 10 岁左右，朋友及同学的影响力开始大过父母，是监督和形成良好上网习惯的关键阶段；青春期中期开始，媒体的影响力大过朋友及父母，一方面，这是青少年开发积极上网习惯的数字轨迹，是让他们主动驾驭的阶段；另一方面，青少年阶段也是网络成瘾的重点关注阶段。

孩子学龄期的上网行为，是在家长陪伴下进行的，还有一个前提：除了网课，其余的网络活动应排在完成作业、家务活动、身体运动等现实生活事项之后再来开展。这意味着电子和网络并不是生活中最重要的部分。

对于网络世界，父母不仅不能一味被动防御，而且要去帮助孩子主动驾驭。所以，如果父母不希望孩子玩游戏，进入网络的不良关系，看不应该看的网络信息，最好的解决办法就是父母带着孩子走进正面电子生活，这才是平衡负面生活的方法。当孩子知道什么是对的，什么是合理的、健康的，才能远离错误的行为。

家庭作为一个整体的单元进入网络世界，父母在这个过程中必须参与、陪伴、互动，创造关于电子科技的家庭文化，这就是电子网络环境下的"新型家教"，它包含家庭的电子产品使用规矩、家庭网络过滤机制、联网模式和断网模式的平衡、家庭情境下的网络互动等内容，从而帮助孩子树立正确的电子产品使用价值观和科技观，促进网络认知发展、网络行为成熟，从无意识的网络使用，发展到有意识地管理和构建自己的网络观。

首先，制定电子家教中的规矩，应该涉及时间或者内容上的一些管理。使用电子屏幕的时间、频率。能使用以及不能使用的时间设定，一定要有双向的内容，有"收"也有"放"，如手机屏幕使用时间限制、青少年模式、夜间禁用模式；一个星期中规定上网时间不能超过几个小时，不能使用电子产品的时间段（吃饭时和睡觉前）。如果没有遵守电子规矩，将如何惩罚以令其引以为戒？允许孩子在何时上网，赞同和鼓励使用什么样的电子产品。

遵守家庭规矩对培养孩子与网络的良性互动模式是有帮助的。孩子若习惯了断网关机，到时间就睡觉或吃饭，自己安装控制软件，他就会认为这些要求是正当的，而当他掌握了"该做"这两个字的含义之后，就能自觉去做自己该做的事。

为了实现联网模式与断网模式的平衡，家庭要有断网时间，也要有在线时间：每周或每月订立多少个"家庭无网日"以及家庭在线时间。在早期，父母要更多地陪伴孩子，共同在线，一起社交、娱乐、学习、锻炼，让孩子学会自律。

在断网模式里，在家庭共有时间的安排上，可以策划家庭成员外出的游玩计划，体验现实生活的娱乐项目，花一定的时间用于读书，也要"允许空白"：一天之中，你总要做一些与效率无关的事情。留出一定的时间安静地独处，可以思考一件事情、沉思冥想、安静反思、休息、画素描、钓鱼等。

亲近自然，聆听大自然的声音。网络剥夺了我们的时间感和空间感，我们的反击方式就是把自己放回到现实自然的物理空间，如同放鸟归林，从事一切可使我们的大脑安静和身体安静的活动。带孩子理解和学习这种与电子网络生活完全不一样的生活方式，在安静独处的过程中，学会倾听心灵的声音，享受独处的时光——这种能力可以使孩子在喧闹不休的电子环境中，获得平衡和休憩。

在高科技时代，孩子所能得到的好礼物，就是家长以身作则，定期让孩子的身体和大脑处于安静状态，使孩子有一定的空间和时间让自己的创造力、独特性、内在智慧、批判性思维、淡泊的心态等蓬勃发展。帮助孩子从耳机、立体声系统所发出来的声音中解放出来。现在有些年轻人对美妙的音乐已经充耳不闻——这些美妙的音乐包括自己的呼吸声、黄昏的蛙叫、清晨的鸟鸣、亲人的欢笑、或紧或慢的风声。

在断网时间里，我们要培养孩子"拒绝"的能力。这段时间不要使用微信，不看抖音，可以拒绝各种让人分散注意力的 App，甚至干脆锁屏手机。这是一种思维的根本转变能力，拒绝网络时代背后那套制造焦虑的算法逻辑和商业动机，回收宝贵的注意力资源，把它用在对我们真正有价值的地方，扩大它，增加它，提高它的敏锐度。

在联网模式里，和孩子一起在线，通过一起社交，引导孩子形成网络社交经验和技巧。这种行为之所以需要引导，是因为它虽然有和现实社会交往重合的部分，但也有电子社交独有的特征和风险。再比如一起在网络上学习，引导孩子搜索信息，做有效搜索，而不是无限选择、整合碎片化信息（发散思维—聚合思维）等技巧，注重电子产品使用的反向输入。有些电子产品的使用功能，当亲子在一起探索的时候，作为"原住民"的孩子可能会更快地把电子功能琢磨明白，从而"反哺"家长。掌握某些操作应用，这时孩子通常很乐意向父母反向输入，而父母越主动"不耻下问"，孩子的成就感和快乐感受就越深刻。

此时，孩子多数的网络行为是向父母开放的，家庭电子生活共同体的成员关系是相对紧密的，我们对孩子的网络行为轨迹基本了解，就像手把手地带他们进入虚拟世界：如何自律，如何获得社交技巧，如何避开不安全的网络信息，帮助他们了解有关安全上网和技巧应对的更多信息，并将信息传递给他们。一旦孩子的认知观念和行动管理得到有效确立，将在孩子的未来持续产生正面影响。

在青春期早期，朋友同学对孩子的影响力开始增强，父母的影响力会越来越弱，所以小学阶段孩子的社交媒体（如朋友圈）是向父母开放的。家长可以名正言顺地告诉孩子，父母会和孩子一起翻看社交平台的一些留言，父母有时间也会独自翻看。家长不仅要关注孩子在家庭中与父母共同的一些电子行为轨迹，也要关注孩子在交往的同学在网上干什么，并对网络行为进行讨论，导入正向认知。因为同学们很可能通过各种方式，把孩子带入一个不健康的游戏世界，让孩子好奇地接触到网络的不良关系，甚至在网上缺乏教养，出言不逊。

从婴儿期到童年，父母和孩子一起在线，不仅是使用电子产品的有效方式，也与孩子的心理发展相适应。这个阶段孩子不仅在情感上同父母有接触的需要，而且他们同成年人共同活动的要求也会逐渐增多，直到随后的青春期，才会把渴望和兴趣逐渐转移到外界。

儿童期是人生中的一个特定阶段，它是走向生活的准备阶段。早期电子家教是为了孩子将来独立参与电子活动，或参加成年后更大范围电子活动的准备阶段而进行的。在此期间，儿童要获取必要的认知、知识和技能。儿童对于电子环境认知的内部心理活动不会自然而然地形成，这些内部活动是在儿童期、在成人的影响下，使用网络活动基础上形成的，家庭电子产品使用的规矩不是一种行为的限制，而是要形成健康的网络边界，并且保护家庭成员，帮助孩子找到自己内在的声音和需要。

青春期前期：磨合发展

进入中学以后，孩子的成长进入更加独立的阶段，他们变得更有自己的想法，更积极地投入互联网的使用，而且网络行为也变得多样化。这个阶段的家庭电子生活共同体的打造，敦促父母与孩子进入更深刻的网络对话，这也是预防孩子网络成瘾的关键阶段，然而这个年龄段孩子的父母，可能越来越不了解孩子在网上做什么，也会发现自己更难控制孩子的屏幕使用时间。

相比较孩子在小学阶段的一目了然、尽在掌控之中，家长普遍担心自己不了解孩子的网络行为，担心孩子会更沉迷于网络，如玩电子游戏，发生危险的行为，去联系网络上的陌生人，浏览危险网站等，从而影响其健康积极地成长。

一方面是家长更多的担忧，另一方面却是孩子伴随青春期的到来，他们将产生更浓厚的兴趣去探索家庭以外的世界。尽管孩子出现了新的行为特点，内部心理品质也逐渐完善，但孩子终归还是孩子。孩子的心理面貌有着不同于成年人的特点，行为易冲动，孩子的行为通常未经过特别深入考虑，而受此时此刻出现的感情和愿望支配。即使孩子什么都懂，甚至准备按照家庭生活共同体的约定去行事，他们依然有可能犯错。

孩子需要父母的支持，对大人有需要，这种需要日渐复杂和丰富，但是这和与此同时他们独立活动的倾向又产生了矛盾。在这个时候，父母需要改变从孩子婴幼儿期到儿童期的一贯做法、惯性思维，有意识地更新与早期不同的教养重点和教养方式，这才是使这个阶段更为顺利的方式。父母一定要及时更新青春期的亲子关系，和孩子保持对话和沟通。

孩子到了青春期早期和中期，一方面，父母要延续小学阶段的在线支持，继续与他们讨论在线安全、正面电子行为至关重要，依然要遵守家庭协议中订立的屏幕时间管理等家庭规则。继续渗透正面电子生活的相关知识。一方面，我们利用使用电子产品的过程，唤起孩子新的心理特点。父母的参与度随着孩子的成长将逐步降低，也就是父母将慢慢放手，让孩子有机会独自到网络的海洋里"试水"。在磨合过程中，孩子的电子产品使用行为习惯将能够固定下来。

孩子即将进入青春期时，就不太需要经常和父母在一起玩了，他有了自己的朋友圈，他将开辟现实和网络两个空间。如果亲子关系良好，孩子会让父母参与到自己与网友的聊天之中。你能看见孩子和网友聊一些发生在学校里的趣事，谈谈喜爱的歌曲，互发小信息、小笑话等，或者谈谈哪个明星让人着迷。有时候孩子也会和网友讨论习题的解法，有时候免不了为做不完的作业、在学校受到的委屈发点儿牢骚。

当然，每个孩子度过青春期的方式都不同，如果父母和孩子的亲子关系没有那么亲密，或者孩子的独立意识开发得比较早，孩子也会向父母屏蔽自己的社交媒体，想拥有更多私人的网络行为。

在这个阶段，父母和孩子的网络生活状态处于变化之中的动态平衡。

我们对孩子的监管行为，"放多少"和"收多少"并没有一定之规。每天是否要检查孩子的电话或平板，什么时候检查，是否依

然参与孩子的社交媒体，孩子的网络行为向父母开放多少以及父母
参与多少，这都需要与孩子磨合。在这个过程中，父母持续保持与
孩子的对话非常重要。大部分父母总想更多地参与孩子的活动和了
解孩子，想抓住孩子不放手，但孩子们却觉得想要父母"松开手"，
自由地在网络世界逛逛。

父母与孩子之间的不同想法总是客观存在的，但所有的差异性
和冲突的化解，都可以在对话中实现，以免激发更大的愤怒和冲
突。每个人都要说出自己的想说的话，找到解决办法，而不是一味
停留在情绪上内耗。

规矩执行的重点是"严事宽人"。在孩子青春期这几年，亲子
间的误会很容易产生，因此聆听的艺术显得尤其重要。这个年龄阶
段孩子的空间感和时间感已经发展完善，他们可以看清自己的行为
的原因和后果，他们知道自己在做什么，只是接受起来需要一点儿
时间。与小时候不一样的是，父母对孩子违规后的惩罚现在可以迟
一些，而且不一定要孩子有立竿见影的行为变化。虽然有时候孩子
会抱怨，或者表示不理解，但是他的内心会感到安全，因为他知道
父母就在他身边，会一直关心他。

所以在青春期那一部分，开篇我便谈到保持对话，如何应用对
话技巧，如何掌握运用语言的能力，求同存异，达成共识，让双方
都认可。有些原则性问题从小学阶段开始就已经约定俗成，大的原
则问题不会改变。例如，我们依然和孩子遵守电子生活共同约定的
家庭规则，开展网络生活交流，但同时还要增加新的内容，如探讨
孩子单独使用网络的一些规则，父母如何继续支持孩子的在线行

为等。

比如说，孩子认为自己可以掌控电子产品使用时间，不需要父母过度介入，那么父母便不必操之过急，在保证孩子人身安全的前提下，让结局自然发生。放假时，如果孩子自己偷偷通宵上网，父母就可以与他讨论，让他明白问题出在哪里，他的弱点是什么。孩子在这个过程中，有了一定的缓冲时间，做错了可以被拉回来。当协议被打破的时候，他需要进行弥补和道歉。在这个过程中，孩子可以发展出安全感，也学会了负责任。无限制地满足和纵容孩子，只会让他的边界感更模糊，从而导致行为上失误。此外，一味地让孩子遵从父母定下的规矩，他会认为自己不被信任。如果孩子忘了家中的协议和应承担的义务，让事情自然地发生，可能是更为客观有效的尝试。在这个阶段，如果有以下两种极端表现，都是不利于电子行为的正面发展：不敢管理或过度管理。

在家长这一方面，随着孩子长大成年，允许他们慢慢使用一些属于年轻人的应用程序。至于他们在应用程序上的行为，这时候已经带着个人私密的性质，手机或者其他电子产品会像他们的一部分自我，或者是一本个人日记，他们未必会愿意向父母全部敞开。这和在现实生活当中的行为一样。在现实生活里，孩子的行为特点也表现出想突出自己的个性和独立性，同时他们的网络行为也变得多样化，以及与父母不完全保持一致，也希望如现实那般，拥有更多的行动自由和独立表达。

所以，这个阶段的家庭电子生活共同体的打造，将敦促父母与孩子进入更深刻的网络对话。这种深刻往往就是来自网络行为的

"收"与"放"之间的平衡、限制与独立之间的尺度、父母情感与权威之间的交融。

如果爱带来的只有欢乐，那么爱是容易的。也许爱本来就不应该如此简单肤浅，我们将更容易理解孩子们为什么不总是使我们高兴，比如他们常常不听话，犯错误或者撒谎，我们会感到伤心，但伴随伤心而来的是，我们对孩子的爱逐渐消失，或者失去对他们的信心。

青少年将在电子世界里进行新的尝试，如果我们在孩子早期成长阶段，曾经合理地引导他们的正面电子网络行为，和孩子共同开启正面的网络生活，孩子必将拥有能力在更大程度上适应未来的电子网络环境。

青春期后期：主动驾驭

青春期后期，孩子们的网络行为逐渐升华，产生更多的主动驾驭感。那些电子网络使用功能发展良好的青少年，将从娱乐、浅社交等低水平满足发展到深度学习和有效社交互动，获得高水平满足。

备受青少年关注的社交媒体的言论，不再轻易让他们产生太大的情绪波动，他们的网络社交技巧日趋成熟，自我评价的态度更为现实和客观，不再对网上的陌生人产生过多狂热冲动。

在父母的引导下和青春期早中期的磨合下，孩子们能够在青春期后期乃至大学阶段，尽量达成或接近高水平社交的理想状态：对友情有了更深刻的认知，注重有品质的社交，放弃无意义社交，发现有价值的同伴交往。学会适当拒绝，这也是一种成长。孩子们知道没有必要听从一位没有经验，甚至素未谋面的朋友的建议，也没必要屈服于来自同伴的挑衅和冒犯，更不会为了讨好同伴而采取一些违背自己意愿的事情。

随着年龄的增长，人际关系、能力和爱情等问题越来越能引起他们的兴趣，社交媒体是一个极好的平台，无论陌生人还是熟人的网络表现，都给青少年提供了素材。这时候，他们不仅不会让自己陷入肤浅的社交，而且能够更好地体味人性，如同长出第三只眼看世界和看自己，努力去了解各种不同的人，深入体察他们的特点和感受，分析他们的关系和行为、动机和目的，以及他们的内在生活。

对于网络的使用，青少年开始有意识开启智慧的选择，比如关注哪些 App 或公众号。对于网络流行文化、流行语的批判思维，对于电子产品诱惑使用套路的思考，也慢慢拥有了"反套路"的行为，开始重视电子网络世界的数字权益。

也许以上的网络有效社交和智慧使用，有些成年人都没有达成，但这是努力的目标和方向，是家庭电子生活共同体共同努力的方向。

除了高水平的有效社交互动，还有深度学习及创新性的网络使用。

在高水平的深度学习方面，最关键的一点是，开启创造性的网络使用，开发出积极的数字足迹，不仅在网上能够找到十分有效的学习资源等，还能开发出具有主动性、创造性和表达性的网络活动，以应对网络虚拟文化对于新时代人才的需求。

在未来的网络虚拟社会里，人类最缺乏的将不再是信息资源，而是如何对纷繁复杂的信息进行准确选择的能力，以及在此基础之上生产和提供网络社会需要的产品与服务的能力，这意味着创新能力和个性文化才具有长足的生命力。

如果一个孩子过度依赖技术工具，沉溺在网络技术的数据化的冰冷空间中，便容易造成其主体性的迷失、价值理性的弱化、情感的淡漠以及创新思维的缺失。现代社会对人才创新意识的要求高于以往，而创新的火花很难从刻板的数据和逻辑封闭的理性中闪耀光芒。

网络构成的虚拟文化将是注重个性创造的"个性文化"。虚拟世界应当激发人类的想象力，而不是去重复，因为在这个网络世界里，千篇一律的内容已经多到超负荷了。如果只是单纯地吸收网络现有知识，那么这种学习模式很难让孩子产生自我超越的乐趣，找不到为自己骄傲的机会。真正有品质的学习需要去内化，赋予它意义，关键是创新，而不是简单的拷贝和死记硬背。

有些孩子在这个阶段，开始发展出创造性的网络行为，体验与分享屏读时代、e读写信息时代。e读写是一个新型概念，与传统纸笔时代读写形式、风格、内容明显不同，它包括微信、微博、短消息等新媒体，包括微视频、微电影、微广告等新文体，包括语音、文字、图片、动画、背景等多元素杂交的屏读、屏写。比如将一段音乐、诗歌、电影、文章、微信、微视频和一个场景等，通过e读写元素用一条主线串起来，用公众号文体（文字、视频、微课组合等）呈现出来。

再或者，青少年开展阅读分享会的创意活动时，可围绕读书体会、新书推荐、人物评价、片段赏析、画思维导图、写读后感等角度，开展整本书阅读分享会，利用网络为自己提供有意义的学习和生活安排。

年轻人还可以使用他们的账户作为定制的简历来分享其成就，或建立一个积极的公众平台，展示自己的才能。这样的网络创意性活动，必然可以让青少年在未来的工作和生活中受益。

有的年轻人热爱摄影、影视或一些运动项目，进而形成社群，或一个独立的圈层，所有成员共同交流、共同进步。这就是新媒体的力量，人们可以不分时间、地点、国籍，自由自在地探讨。这样既能通过这个圈层认识更多志同道合的朋友，也可以主动参加相对应的社会组织和活动，用自己的兴趣和力量，对社会产生积极效应。对年轻人个体而言，这也是实现自我价值诉求的良好渠道。

但这一切的源泉就是选择能力和自制力。你想往哪个方向走，会往哪个方向走，全靠自己。机会很多，如何把握？如何在这个新媒体时代，找到自己喜欢的积极向上的圈层？是一起进步，还是一起堕落、一起快乐，还是一起孤独？

我也看见一些青少年，努力开发出一些新型电子软件的功能，进行创造性活动。有一个案，这孩子本来是追星一族，因为喜欢唱歌，所以追网红歌星，后来慢慢把迷乱的追星行为转化成自己编辑属于自己的歌曲的行为，自己作词作曲，然后自行编辑音乐，并且上传到网络，与朋友共享。这些都得益于电子设备软件的编辑功能。当这个孩子把这个音乐软件功能告诉父母后，父母吃惊：原来还有这样的软件，他们也为孩子高兴，孩子的业余时间不再追星，而是创造一些成就和采取快乐行动。

这样的电子行为，有时候让家长脑洞大开——原来还有这样的电子软件？电子和网络还可以这样用？这正是我们喜闻乐见的电子驾驭行为，他们年轻的大脑必将迸发出比父母掌握的更有创造力的科技使用方式，锻炼出有力量的品质，为将来的生活打下更为坚固的基础。孩子们才是未来的一代，他们在某些方面应该比我们强，比我们更聪明。他们不仅将复述和吸收我们告诉他们的一切，而且还能提出自己的见解；此外，在电子网络的使用上，也应该比我们拥有更多的新能力。

在虚实相间的交往实践过程中，一个人的发展，必然会受到虚拟社会和现实社会的多重要求和影响，这也对我们在技术时代的社会进化提出了更高的要求。

你是否为新时代的进化做好了准备？

不过，并不是说，从儿童时期开始，整个家庭就为孩子网络中的独立生活做了准备，制定上网目标和家庭守则，那他就自然而然地不会遇到任何困难了。网络生活的过程，未必都是阳光灿烂的，孩子虽然很想独自上网，但未必能马上习惯和适应，他还会有不能坚守原则的时刻，被莫名诱惑，陷入负面电子产品使用的困境，父母需要保持关注并给予支持。当孩子需要父母时候，父母总在他身边。即使父母假装离开，也会一直关注孩子。

在网络生活中，父母开始要放弃一些控制权，父母将拥有和孩子共同的部分，孩子也慢慢开拓属于自我的网络疆土，但父母依然要告诉孩子，他们将打算如何保持参与，在数字生活中给予支持。随着孩子的成长，他们可能在电子生活和现实生活中，都有自己不愿公开的隐私生活。父母要选择合适的时机，停止跟随孩子，让孩子有自己的隐私空间，让孩子独立发展，对他们的成长表示尊重，不再在孩子的生活中处处扮演积极的角色。青春期后期，鼓励孩子的独立发展非常重要，根据他们的年龄和能力，他们有权享有一定的隐私权。

孩子对于父母的榜样是很敏感的，如果父母的日常行为与其所教导的不一致，那么再高尚伟大的教育内容也很难收到成效。孩子感到最大的满足是和父母在一起，向父母学习，模仿父母的一言一行。父母的陪伴是孩子感到快乐的最大源泉，父母的言传身教都会深深地铭刻在他心里。

由此可见，父母是孩子电子屏幕的智慧使用典范。

网络沉迷的征兆

我治疗了很多成瘾的个案，他们并不完全是许多人眼中的意志薄弱者，他们表现更突出的是不能忍受自己对于恐惧、愤怒、迷茫和无助的一些情绪感受。我在《断瘾》这本书写了 12 个个案，这些成瘾的孩子都是不开心的人，他们在现实中遇到困难，如父母感情变故、成绩下降、转学不适应、朋友关系不良等，导致情绪低落；当他们试图从情绪中获得解脱时，却没有找到适合自己的路径。他们把自己放逐在网络，想寻找出口，却更加不开心。他们上网时精神振奋，全神贯注；下网时则精神萎靡，忧闷抑郁。

青春期孩子有一个特点，就是情绪不稳定。网络可以给予人即刻的满足，快速转移我们的情绪，甚至可以将教育本身变成娱乐游戏，提供短期的问题解决方式，但它不能从根本上帮助青少年解决问题和处理情绪。在孩子滥用网络的问题上，我们要时刻关注孩子的情绪波动。当孩子情绪上开始出现一些负面感受，并且在较长时间内不能从负面情绪中拔出来时，网络表面上能让他快速逃离不快乐，但无法解决问题。尤其对于未成年人，他的情绪免疫能力更弱，手边有手机或者有游戏机，就直接钻进去了。成熟的成年人毕竟还能够试着冷静下来，有能力去洞察人生、调整情绪。

青春期本就是情绪不稳定的阶段，青少年的情绪应对机制还不成熟，所以他们大部分的情绪，跟对自己的评价有直接的关系，同时，他们的自我评价又极其不稳定。当孩子对自己评价比较高的时候，情绪就比较高兴、比较兴奋；对自己评价比较低的时候，情绪自然就低落，这时候我们就会看到孩子很自卑，觉得自己哪哪都不行，他们有时候有很自傲、很自负，觉得自己比谁都强，这时候就表现出心理活动的不稳定性、不成熟性和波动性，这是青春期孩子的一大特点。所以在青春期阶段，低落的情绪和低自我就像是双生子，它们经常在一起。

情绪，是舞动一切的力量。

所以，在情绪糟糕的时候不要轻举妄动，不要去做决定，这个时候是你能量很低的时候，心理能量和生理能量都很低。屏幕就像有魔法，可以让我们快速逃离烦忧。短视频、直播、游戏，在这个时代，被不断生产出来，以填补现代人心灵的空虚。它带给我们的，只是暂时的安慰以及长久的缺失，也导致我们承受痛苦的能力越来越弱。

我们的烦恼无非是来自家人、工作、学习、生活和朋友等，这些都是生命的课题，需要深度经营，在这个过程中，带来的是我们和生命的深刻连接。

我们再来看看青少年玩网游的目的。根据我在文旅部做的一项课题的调查数据显示，大部分孩子首先希望通过玩游戏缓解学习压力，不去想不开心的事；其次才是游戏本身对他们的吸引力。尽管游戏背后有许多的设计逻辑来诱惑玩家，但外因通过内因产生作用，这些成瘾的孩子在现实生活中已经陷入了情绪上的困境。

缓解学习压力在调查数据中居首位。学业表现，对于一个学生来说，是他在这个人生阶段的任务，也是他自信快乐的重要指标和自我认同的基石，学习成绩应该和心智成长共同发展。虽然有很多人诟病：单一价值评判标准的学业成绩，给孩子带来太多的竞争压力。但这是一个"度"的问题，一方面我们不能害怕用学业要求孩子，另一方面父母不要逼迫孩子力求拔尖或"唯学习论"。

人类在进化过程中，为了更好地生存，对负面情绪和信息的警惕心更强。人们常说："快乐易逝，伤痛刻骨，爱浅恨深。"因为身体面对压力时分泌的强效神经递质——去甲肾上腺素、皮质醇本身就有加强记忆的功能，所以压力具有加强负面记忆的效果，而我们对积极情绪的敏感度会因此降低，对消极情绪的感受却很持久。比如考试考得好，你可能只会开心半天；而一旦考试考得不好，你可能整个一周都是十分沮丧的。

　　这样我们了解到，人类总会悄悄放大失败对我们的影响，也总是忽略生活中积极的一面。在面对失败的时候，我们的情绪是被蒙蔽了的，所以我们当下的情绪并不是真实的，而是被我们的惯性思维引导的。为了不被放大的负面情绪带跑偏，可以通过主观意识，调整自己的心态和思考，更客观、更真实地面对自己当下的立场。当我们知道情绪也是一个认知陷阱之后，即人类会放大焦虑和忧伤，更容易忽略和弱化积极和快乐，那么就要尝试着训练自己，不要从损失的角度去思考，而是从获益的角度去思考，这也是我们可以传达给青少年去训练的缓解情绪相关的小技巧。

　　大脑创造了情绪，但不要被情绪左右。

　　人的情绪有周期性的波动，有时候我们能确定波动原因。对于多数人，这些烦恼本来就是人生需要克服和忍受的内容，随着人生阅历的增加，我们都会找到克服情绪低落的窍门——看一部电影、读一本好书、在阳光明媚的地方待上几天、和快乐无邪的孩子玩一会儿等。

　　走过痛苦，痛苦将被赋予价值。

易成瘾人群

　　儿童青少年的成瘾行为是为了满足心灵未被满足的、没有被适当处理的需求，是孩子解决不适的一种方式，这种不适总是来自未被满足的原始需求。

易成瘾人群：

◎ 厌学、辍学者

这类人群缺失的是成就感，他们在网络中想发出的声音是"我要战胜所有人"。

◎ 人际退缩者

这类人群缺失的是同伴友情，他们在网络中发出的声音是"我不和网友聊和谁聊？"。

◎ 与父母、老师关系敌对者

这类人群缺失的是情感交流，缺爱，他们在网络中发出的声音是"父母除了知道让我学习还知道让我干什么？"。

◎ 生活单调、思维简单者

这类人群缺失的是兴趣爱好，他们在网络中发出的声音是"我不玩游戏玩什么？"。

◎ 认为生命无意义者

这类人群缺失的是生命目标，对生活、生命没有欣赏，他们在网络中发出的声音是，无聊、没劲、无所谓。

预防网瘾的重要阶段

从正常使用网络到网络成瘾不是短期内发生的，有一个逐步演变的过程。从可控到不可控，不会突然发生，这就让家长有机会干预进来，所以家长与其焦虑，不如平时多留意孩子的网络行为。我们使用的电子产品里都会有信息统计，要定时查看，一旦发现孩子在上网的时间上、在使用内容上苗头不对，就要及时采取行动。

　　比如我的个案里，有个 11 岁的孩子假装去睡觉，等父母睡着以后，他就偷偷起来玩几个小时手机。虽然家长设定了密码，但孩子在之前使用后自己悄悄设置了永不关屏，再把手机藏起来，半夜玩。如果我们经常查看手机的网络使用时间，再去关注孩子白天的精神状态，就很容易发现孩子的情况，及时制止。和孩子商量控制，或者可以干脆禁开一段时间 Wi-Fi，而且家长在孩子上网时，一定要在身旁陪伴。这样，孩子就不容易向沉迷继续发展下去，及时止损。

　　一般而言，网瘾者普遍求治动机不强，因为这是一种自适应的问题行为。成瘾者主观上并无太多不适，网瘾以一种虚拟物质的占有作为表征，是纯精神性的，它不像毒瘾、赌瘾、酒瘾等是以实体物质（如金钱、海洛因、酒）作为真正的致瘾物。

　　人们往往对看不见摸不着、不直观的东西没有太多警觉，更何况实体物质成瘾全是反社会性的，没有任何社会价值和社会意义，而网络本身也具有相当积极和正面的社会意义。正因为这样，网瘾更为隐蔽，不容易产生戒瘾动机，很少见患者主动求治，可是一旦上瘾其内在伤害却很大。

　　从临床治疗结果来看，我必须强调：在网瘾发展早期充分地介入是非常有意义的一项工作。而且，现实的治疗效果比我们想象的还要乐观。

　　孩子从接触电子产品到沉迷其中会经历哪些过程呢？如何判断我们的孩子处在哪个阶段？在各个阶段能做哪些工作预防恶化？

　　从正常使用网络变为真正的网络成瘾，有三个发展阶段：正常使用、过度使用、网络成瘾（如下图所示）。所有网瘾患者都是由过度使用发展来的，这个阶段发生的早期是重中之重。

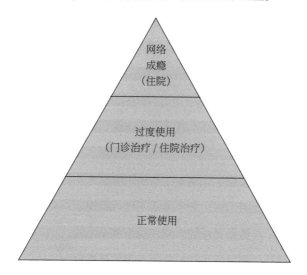

以上是网瘾发生的三阶段，其中过度使用阶段是一个转折点。对父母来说，最简单的办法就是关注孩子的上网时长，以超过时长视为孩子的求救信号并保持足够的敏感度。

过度使用的早期阶段是重中之重，标准就是每天非工作学习上网时长达 1~2 小时。家长可以有所作为，改变教养，调整关系，增加日常活动；观察孩子是否有增加上网时长的倾向，关注他的情绪、在校的表现等情况，充实他的生活，可与孩子做一些沟通，防止他走向过度使用的更严重的阶段。

如果发展到每天非工作学习上网时间长达 2~4 小时，最好寻求专业的心理帮助。此时孩子成瘾倾向比较高，这种状态就可以考虑求助于专业机构，当机立断地把孩子从成瘾边缘拽回来。这个阶段的孩子有时需要住院治疗，或进行常规门诊治疗，具体情况还是通过评估，再确定治疗方式和频率。

从专业诊断来说，根据原北京军区总医院（2018 年更名为中国人民解放军总医院第七医学中心）推出的诊断标准，是把平均每日连续使用网络时间达到或超过 6 个小时，且符合症状标准已达到或超过 3 个月，诊断为网络成瘾。一旦孩子到了这个阶段，一般也会有共病特点，如同时伴有抑郁、焦虑、社交恐惧、强迫人格改变等精神症状和心理障碍。潜在的这些心理病症不解决，孩子就很难从网瘾中走出来。

要想解决网瘾，短时间内无法奏效，门诊治疗基本上是无效的，必须住院治疗，方能有所成效。毒瘤形成绝非三天两日的事，要想拔去当然也非轻而易举。而且，对于所有的网瘾患者而言，上网行为即使病态，也是具有保护意义的，这是他对现实生活的一种消极防御方式，去除网瘾就是拿掉他的保护伞，自然会遭到强烈的阻抗。

所以，患者父母还是要做好心理准备，同时积极地配合和参与治疗。家庭治疗也是重要的治疗单元，成瘾复发率高和外界没有给愈后患者创造支持性的环境，让他在现实生活中恢复失去的社会功能有很大关系。

当然，无论处在哪个阶段，只要父母觉得自己对这些方面的问题处理起来有些无力，与孩子的沟通不太通畅，都可以咨询专业人士。面对孩子陷入电子产品的泥潭中，很多家长觉得无奈，甚至对孩子绝望。如果绝望了，那证明家长已经无计可施，肯定阴谋阳谋都用尽了。没招就不要再使招，一用就是错招，还是求助于心理教育方面的专业人士。

日常生活宝典

◎ 带孩子去博物馆，体会历史的现实感。

◎ 时刻提醒自己和孩子，目光是一种"光"，一种能量，目光在哪，能量就消耗在哪。

◎ 看名人传记，尤其是了解最新电子科技产品研发的名人对于互联网的认知。

◎ 了解电子产品如游戏和短视频的产品设计逻辑。

◎ 启动学习和阅读计划，启动健身计划，因为阅读学习成果不是立即可见的，容易让人气馁。健身成果肉眼可见，体能变化可感知，通过身体改变不断给学习提供源动力。

◎ 沉淀自己的爱好与专长，获取自给自足的自信力。

◎ 睡前冥想 15 分钟——不是打坐，而是"闭目养神"，眼观鼻、鼻观心，去除杂念，收摄心神。

◎ 拥抱大自然，帮助大脑恢复到最佳状态。

◎ 能走路去的地方，不要坐车，坚持步行。